病誌から考える精神科面接

studia patho-graphica et casistica

佐藤 晋爾

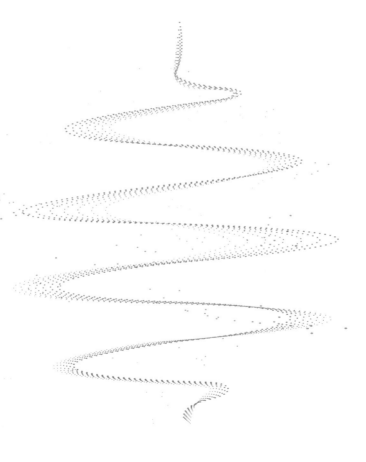

筑波大学出版会

Psychiatric interview reviewed in pathography

by Shinji Sato

University of Tsukuba Press, Tsukuba, Japan

ISBN978-4-904074-84-8 C3011

目次

病誌から考える精神科面接

studia patho-graphica et casistica

序

病誌 Pathographie は、現在、我が国では一般的に病跡学と呼ばれているが、訳語として不正確と私は考えている。通常、〝～学〟という際には、logos から変化した～logie（logy）という接尾語がつき、一定の手続きのもとでつくり上げられた理論的体系であることを表している。一方、logos のついていない知的領域は、理論体系の構築よりも実践が優先されてきたのではないだろうか。たとえば Mathematics や Philosophy(ie) は本来、理論的体系をつくり上げることより、端的に考えることに比重が置かれていたと推測される。

病誌も理論体系を構築するのではなく、考える方法を表していると私は考えている。ある人物の生涯を、精神または身体疾患の観点から一定の手続きに基づいて考える術とした方が、実状にあっている。そして、それは医師にとって、患者の情報をカルテにまとめるのとほとんど同じ行為である。したがって本書では、あえて病誌という言葉を用いたい。

さて、病誌というと、たとえば「モーツァルトは発達障害だった」、あるいは「夏目漱石は統合失調症を患っていた」など、ある傑出人に病名をつけることのように理解されていないだろうか。しかし、この考え方は大変な誤解を含んでいる。

病誌は、ある人物に関して入手可能な限りの伝記や資料を集め、その上で、複数の資料から浮かび上がる当該人物の言動が、精神医学的観点から何らかの疾患に罹患している可能性を検討する。[4] 以上まではあくまで出発点で、重要なのはここからである。もし何らかの疾患名が該当するなら、その疾患でこれまで明らかではなかった特性を検討したり、その疾患にどう対応すれば軽快あるいは悪化するかを当該人物の生涯から導き出したり、その人物が病を抱えながら社会的貢献をなしえたのはなぜかなど、こうした問題を解き明かすことが病誌で行われる研究なのである。

一方、病誌研究のこのありかたに対して、みてもいない者の診断ができるのかと批判されることがある。しかし、このような批判は、私たち医師が日常的に行っているクリニカル・カンファレンス、つまり患者の診断や治療方針に関する会議に対する批判と、実は同じではなかろうか。なぜならほとんどのクリニカル・カンファレンスは、その患者をみている主治医の証言（主治医がまとめた病歴や経過）のみに基づいており、その患者をみていない者が主体になって議論しているからである。しかも病誌で集められる資料は、多忙な病院業務の中で主治医が収集した情報よりも多面的、多角的で、かつ射程が深いことさえある。加えて近年の病誌研究は方法論的に拡大しており、架空の人物を疾患の範例としたり、作品の構造分析から治療関係を論じたりする研究も報告されるようになった。[8] 従来の病誌が、精神科臨床と傑出人、その作品の三つの関係性を論じていたとすれば、今日のそれは、精神科臨床と作品の二点の関係に絞ったアプローチに変容しつつあるといえるかもしれない。本書も、実在の人物の生涯から出発する〝古典的な〟病誌だけでなく、作品や架空の人物も対象とする。

本書は、病誌という方法を用いて、我が国の保険診療下で行われる日常的な精神科面接で患者が呈する変化の背景には、どのようなことが起きているかを検討することを目的としている。多くの精神療法の書物は、無意識となった葛藤の存在を想定する精神分析か精神分析的精神療法（力動的精神療法）、あるいは患者のものの見方を変えることで行動変化を促す認知行動療法などを下敷きにしているため、一時間程度の面接時間が前提となっている。しかし、日本独自の保険診療制度の中で行われる精神科面接で、患者一人の診療に一時間もかけることは現実的には不可能である。このような状況に合致したものの一つに、マイケル・バリントの六分間精神療法[1]がある。ただし、これも基本は力動的精神療法であり、面接自体は六分でも、前後の見立てと評価でさらに時間を要する。近年、十分、三十分で行う精神療法に関する書物が出版され[3・5・6]、大変に参考になるが、多くは精神分析や認知行動療法、あるいは森田療法など特定技法が下敷きになっている。

一方、普段、私たちが行っている精神科面接は、支持的精神療法が主な技法である。ウィンストンら[9]は、支持的精神療法に関する議論をまとめ、その定義には三軸あると指摘している。しかし、そのうちの二つは治療者あるいは患者の目標で、これらは支持的精神療法に独自のものではない。そして最後の一つを、ウィンストンらは〝精神療法から表出的療法（彼らは、精神分析などの特定技法をこのようにまとめている）の要素を差し引いたもの〟[9]としている。つまり、支持的精神療法は消極的にしか定義できないということである。*1一方、〝狭義の定義〟にも触れられていて、〝助言、奨励、勇気づけという技法の総体〟[9]だという。また滝川[7]は、支持的精神療法の根底にある考え方は、極端に破壊的な事態や悪化を防ぐために患者への関与をなるべく抑える一方、理解はできる限り深く掘り下げることと論じている。ただ、これらの議論では、患者に変化が起きた機序が不明確である。患者の変化について滝川は、時間経過と共に環境や状況に変化が生じて自己治癒力が機能すると述べている[7]が、この点をもう少し詳しく概念化できないだろうか。

本書では極力、これまでの精神療法論の外部に出て、他領域から精神科面接について検討することを試みたい。しかし精神医学から離れすぎては机上の空論となってしまう。精神医学の一部でありながら、芸術、思想哲学と深いつながりをもつものに依拠するしかない。それこそ病誌にほかならない。

本書の構成は以下の通りである。

＊1　ウィンストンらの狭義の定義は〝症状を改善し、自尊感情、自我機能、適応能力を維持し、再びそれらの能力を獲得し、その能力を高めるために、直接的な手法を使う力動的な治療法〟[9]である。前半は精神科治療の目的で、精神療法だけでなく、薬物療法でも作業療法でも通用する記載である。実質的な支持的精神療法独自の定義に関わる記載は〝直接的な手法を使う力動的な治療法〟で、やはり力動という言葉が使われている。

第一章では、支持的精神療法で患者が変化する機序の説明概念になると考えている、此的螺旋性haeliceitasについて論じる。第二、三章は神経症性のうつに罹患[*2]したアントン・フォン・ヴェーベルンとアルトゥール・オネゲルをとりあげ、此的螺旋性概念を用いて回復に至る経過を検討する。第四章は心身の外傷を負ってうつになった詩人ジョー・ブスケの回復を、第五章は三代目澤村田之助の生涯を通じて、身体の損傷を抱えつつ自己愛の問題をもつ者が、いかに破綻せずに生きていくことができたかを論じる。第六章は躁うつ病だった詩人ゲーテをサポートしたクリスティアーネ・フォン・ゲーテの生き方から、介護家族の精神的健康維持について検討する。以上は各論に相当する。第七章以降は総論になる。第七、八章はモーリス・ブランショの議論から面接における対話について、第九章は治癒機序として重要と思われるリズムをルイ＝ルネ・デ・フォレの生涯と作品から検討する。第十章は、スピノザの思考法を参考にして、支持的な精神科面接の技法について見直した論考で、四つあわせて支持的精神療法の基礎理論になる。第十一章はバルザックの『知られざる傑作』読解を通じて、神経症の精神病理に関する仮説を提示する。最後の第十二章は、オイディプス説話から、精神科臨床での倫理と責任について考察する。

なお、本書は私がこれまで発表してきた病誌論文を加筆修正し、まとめたものである。文中で、作品名は『』で、文章の引用は〝〟、患者などの発言は「」、強調の意味を含む場合は〈〉で表記した。日本語訳がないもの、あるいは意味を考える上で原語表記が必要と判断した場合、原語も併記した。

本書が臨床現場で苦労なさっている方々に向けて、何かお役に立てればと考えている。

＊2　おおざっぱに精神疾患は外因性、内因性、心因性に分けられる。現在の精神科診断では原因を考えない流れになっているので、この分類法は用いられなくなっているが、治療選択では重要なので、本書ではこの表記を行う。外因性は脳や身体疾患に起因し、器質性・症状性とも表記される精神障害で、原疾患の治療が優先される。内因性は原因が不明だが、脳の問題が推測されるもので、統合失調症とうつ病、躁うつ病が該当する。これらは薬物療法が主体になる。心因性は環境と個性との相性の悪さや何らかの心理的葛藤によって症状が表れるもので、本来は心理的なアプローチが主になるが、薬物療法も併行して行われる。この心因性疾患の一つが神経症である。

文献

（1）Balint, E., Norell, J.S.: Six minutes for the patients. Tavistock Publications, London, 1973（山本喜三郎訳『6分間対話療法』考古堂、二〇〇五年）
（2）Foucault, M.: Je suis un artificier. Le Point 1975; 1659: 82-93（中山元訳『わたしは花火師です』ちくま学術文庫、二〇〇八年）
（3）細田仁、上田勝久編『実践で学ぶ30分カウンセリング』（日本評論社、二〇二〇年）
（4）Möbius, P.J.: Goethe. Johann Ambrosius, Leipzig, 1903
（5）中村敬編『日常診療における精神療法　10分間で何ができるか』（星和書店、二〇一六年）
（6）中村敬、本田英夫、吉川徹、米田衆介編『日常診療における精神発達障害の支援　10分間で何ができるか』（星和書店、二〇二〇年）
（7）滝川一廣「心理療法の基底をなすもの—支持的心理療法のばあい」（青木省三、塚本千秋編『心理療法のおける支持』日本評論社、三三〜四八頁、二〇〇五年）
（8）田中伸一朗「病跡学の現状と課題」（『臨床精神医学』51（2）、一三九〜一四四頁、二〇二二年）
（9）Winston, A., Rosenthal, R.N., Pinsker, H.: Introduction to Supportive Psychotherapy. American Psychiatric Publication. Washington D.C., 2004（山藤菜穂子、佐々木千恵訳『支持的精神療法入門』星和書店、二〇〇九年）

第一章　此性 haecceitas と此的螺旋性 haeliceitas

I　此性 haecceitas

本書において重要なキーワードが此性《これせい》 haecceitas と此的螺旋性《これてきらせんせい》 haeliceitas である。此性は中世スコラ哲学者のドゥンス・スコトゥスの概念で、此的螺旋性は私の造語である。本書は哲学書ではないので、スコトゥスの議論に忠実である必要はないと考えているが、まずは此性について私が理解している範囲で概説する。

スコトゥスは人やものの個別化原理を、当初 singularis、後に此性 haecceitas とした。[9] 此性については様々な議論、解釈があり、正確な定義は難しいとされている。[17・18] その理由として、此性概念に関する論述が、精緻な議論運びをするスコトゥスにしては、例外的に曖昧なためだという。[3・17・18] ＊1

以下、本邦でよく知られている議論を紹介する。八木は、[15] あるものの属性を並べても、そのもの自体の十分な説明にはならないことから、スコトゥスは個別化原理を発想したと述べている。確かに、私は医師で、家族をもつ中年男で、幼いころに大病をし、現在も持病をもち、歌舞伎やクラシック音楽が好きで……と属性、特徴をいくら並べても、私自身に完全には重ならない。しかし、それにもかかわらず、私は他人と区別され

＊1　スコトゥスの haecceitas 概念を厳密に把握するためには、全体と部分、普遍と個、一と他、類と種の理解が必要であり、さらに神と被造物との関係、論理・記号学への移行なども議論の射程に入る。本章の引用文献を参照のこと。[2・8・11・14・15－18]

る。このように、言葉や概念で表現し尽くせないが、自他を区別する〈何か〉としか言いようのないものが、スコトゥスの此性であると八木は述べている[15]。このような〈何か〉はトートロジカルにしか言語化できないことをスコトゥスは示唆しており、アヴィセンナの格率〝馬性は馬性である〟を例示している。また、渋谷[13]は、個別的なものの内に人やものの本性／本質は存在するとスコトゥスは述べていると主張し、本性／本質と此性が結びつくと論じている[2・3・8・10・11・15—18]。さらに山内は[17]、個体の性質や出来事の総体ではなく、〈この haec〉という語を抽象化したものが此性であると指摘している。

以上を踏まえ、本書では此性の概念を次のように考えることにする。此性は、それがあることで、その者であると認識される何かだが、此性自体は言語化から逃れるものである。また、本来、此性は〈この〉人物を特定する個体化原理として扱われてきたが、本書では、意味をずらす。ある人物の本来のありよう、生き方を〈この〉〈これ〉と指し示す作用そのものと考えることにする。つまり、此性は方向性を意味する。とはいえ、断片的に、此性が指し示す、その人物のありようの一部を言語化できることもある。さらに此性は、その者の内面の深層にあるとか、隠れて見えないものではない。もし此性が隠れた性質だとすると、私たちはある人を別人から容易に区別できなくなるからである。したがって、此性は人の言動の表面にある。そして、私たちは自身の此性について、どのようなものかたいてい気づいていない。むしろ、私と私以外を比較することが容易な他人の方が、私たちの此性を捉えやすいと考えられる。以上から理解されるように、患者に自覚される〈この私〉と此性は別のものである。

II 臨床における此性

此性を説明するために症例を提示する。なお、本書全体を通じて、提示した症例はいくつかの例をまぜており、かつ重要と考えられる点以外は改変して匿名性に配慮した。

症例　30歳代　女性　強迫神経症

元来、神経質、勝気な性格だった。洋裁の専門学校を卒業後、料理は得意ではなかったが「なぜか」総菜屋に就職した。職場には自分と同じ年齢の者がおらず年上の女性ばかりだった。その中でも際立って相性の悪い同僚がおり、その女性に調理の仕方を注意されてから、排尿のタイミングが気になるようになった。いつトイレに行きたくなるかが常に不安になり、尿意がないのにトイレに頻回に通い、このため通勤で使用していた電車も各駅停車ばかりになっていた。

薬物療法を開始し面談を継続していくと、相性の悪い同僚が本人の母親とほとんど同じ年齢であることがわかり、以後、実母との関係を中心に面接を重ねた。しかし症状に大きな変化はなかった。印象に残ったのが、尿意の説明で「下半身がむずむずして」「何とも言えない変な気持ち」と述べ、微妙に性的ニュアンスがあることだった。一方、本人の身なりは常にズボン姿で化粧気がなかった。

面接開始後、数年たち、徐々に症状が軽くなったという報告があった。さらに薄く化粧して面接に訪れることが増えていった。ある日突然、本人から、妊娠したこと、結婚を考えている男性がいることを明かされた。ただし、結婚については両親との間でいざこざがあるとのことで、しばらくその辛さを訴える面接が続いた。ほどなく、「小さいころから、温かい家族をつくることが夢だった」と語るようになり、この願望を述べるようになってから、両親の意見がどうであれ自身の希望を貫くという強い意志を見せるようになった。このころの彼女は、それまでの自信がなさそうな彼女とは別人のようだった。

その後、「薬を飲まなくても電車に乗れる」「もう大丈夫かもしれない」と述べるようになり、内服を中止して数か月後、両親に認められて無事に結婚することになった。以後、念のために経過観察の面接を行ったが、尿意のことは「ほとんど気にならない」と言い、第二子の妊娠の報告と同時に終診とした。

本例を、〈精神分析〉的に女性性や母親との関係などから論じることは可能かもしれない。しかし、私は精神分析の訓練を受けていないので理論的に誤る可能性がある上に、そもそも本例は精神分析を行った面接ではないので、机上の空論にしかならないだろう。ここでは、本人の語りや状況を、なるべく〈解釈〉を交えずに再度整理したい。

彼女はもともと服飾専門学校に通っており、「なぜ選んだかよくわからない」まま、総菜屋に就職した。その後、症状に悩まされるようになったが、妊娠して結婚する意向を強くした時点で、幼いころから、早く結婚して子供をつくり、子育てと家事に専念したいと考えていたと明かした。面接の際に確認したのだが、この幼少期からの願望は、妊娠してから思い出したのだという。しかし、私は、この望みを彼女は単純に忘れていたのではないと考えている。総菜をつくることは〈誰かに温かい食べものを提供する〉ことであり、面談で「料理は得意でない」と話していた彼女は、自身でも気づかぬうちに、将来の自分の家族のために食事をうまくつくることができるように準備をしていたと考えることができるからである。振り返ると、彼女が望む方向性の先にあるものは、彼女との最初の面接から私の目の前に〈あった〉。それは、家族をつくり、温かい食べ物を提供すること、そして家族をつくることに関係する性の問題である。

さて、彼女を他人と区別するには、容姿や言動、生育史など様々な要素から可能であるが、それらをいくら集めても彼女自身に一致するかといえば、もちろんそうではない。にもかかわらず、私は他人から彼女を区別し見分けられる。それが此性である。[*2] そして本例の場合、面接で把握できる限りの彼女が望む先にあった彼女らしさとは、〈温かい家庭をつくる〉といったいささかありふれた事柄だった。とはいえ、これが他の女性にとっての〈温かい家庭をつくる〉とまったく同じかといえば、そうではない。この短い言葉には、彼

＊2 ハイデガーやヤスパースは、同様の概念として本来性 Eigen を提示した。これに対してアドルノ[1]は、この概念を単なる言い回しに過ぎず、意味的に

女の人生観、価値観、あるいは個性、人柄が込められているのである。この何でもない〈家族をつくる〉という生き方が、彼女の望むありようの一部であり、面接で此性を捉えることで、明確になった[1]のである。

さて、私の考えでは、此性にはもう一つ重要な性質がある。運動性、流動性、連続性である。

Ⅲ　此性から此的螺旋性へ

ある人のその人らしさは〝ソクラテスのソクラテス性〟と表現されることがある。[17・18]一般的には、個性、固有性、本来性などと表現される。しかし、その人らしさ、固有性や本来性という表現は固定的である。

もう一度、前節の症例の議論に戻る。患者は、相性の悪いある女性に食事のつくり方を叱られてから、症状に苦しめられることになった。症状の出現は、彼女の此性が示す〈自分の家族のために食事の準備をこなせるようにする〉から、同僚女性からの叱責によって、〈同僚女性に怒られないために食事の準備をうまくこなす〉に変質し、彼女の本来の望みへの方向性、つまり此性から逸れ、さらに〈怒られないために料理する〉に固定してしまったのと同時期だった。一方、妊娠後、彼女は同僚ではなく、将来の家族に目を向けるようになった。つまり、もともと望んでいた方向性に、彼女は戻った。そのころに症状は軽快したのだった。しかし、彼女は単純に此性の逸脱から戻っただけではない。彼女のこれまでのありようと、その後のありように差異が生じているのである。〈自分の家族のために料理がうまくなることを望む〉から、〈妊娠して子をなすことを望む〉へ変化している。〈家族をつくる〉という基本的な方向性（此性）は同じである。しかし、専門学校で〈洋裁を学ぶ〉から始まり、〈総菜をつくる〉仕事につき、さらに〈子をなす〉まで、あたかも〈温かい家族をつくりたい〉という方向性、志向性を中心にして循環しているように、彼女の状況やありようは変化していた。

空疎であるが故に政治利用されたと厳しく批判している。ただし、アーレント[2]はヤスパースとの書簡で、この批判を再批判している（書簡３９９と同書簡訳注（２）（３）を参照）。ハイデガーの本来性概念については高井の論文[14]、アドルノの批判内容の詳細は上利論文[4]を参照のこと。私がここで用いる此性は本来性のような固定的なものではない。本来性が固定的であることは、アドルノが批判した点でもある。[1]

洋裁を学ぶ学生から、総菜をつくる社会人、そして、妊娠をして子をなす女性へ。それは、樹の生長にも譬えられる。

大樹から枝が伸び、新しい枝はやがて幹になる。しかし新しい幹はあくまで古い幹の一部であり、まったく別のものではない。(13)もし、ミッシェル・セール(12)が考えたような樹木の生長の仕方があるならば、その樹木は全体として螺旋を描いているにちがいない。

本症例の考えを敷衍するなら、私たちが精神的に健康を保つには、ある方向に沿って、その者のありようが、わずかな差異をつくりながら連続的に運動する、いわば螺旋階段をのぼるように発展、成長、変化していくということになろう。近年、語源的に同一 idem を意味し、従来、固定的で変化しないとされたアイデンティティも、複数性をもつパッチワーク(6)のように変化するものと考えるべきという議論がある。J＝L・ナンシー(7)は、アイデンティティは与えられたものではなく、自身が与えるものであり、かつ異なるものへの無限の回帰によって生成されるとしている。異なるものに回帰するとは、矛盾した難解な表現だが、私が臨床でみてきた患者の螺旋状の変化を、上から見たのか(無限の回帰)、横から見たか(変化)に相当すると考えられる。

私たちは、此性という方向性に沿いながら、その都度状況はダイナミックに変化して差異を生み出し、全体として流動的に螺旋運動をしながら、生を展開し、自分自身を変化させていくのではないか。この点を踏まえて、此性という固定的な概念に臨床的観点から改変を加えたい。私たちに〈私たちらしさ〉があるのは、私たちの本来の生き方、ありようを指し示す此性 haecceitas の存在のみならず、此性の有する志向性に沿いながら私たちが螺旋 helice 運動しながら生きているからではないか。本書ではこれを此的螺旋性 haeliceitas と呼称することにしたい。注意していただきたいのは、此的螺旋性はあくまで臨床的な発想であって、哲学思想的に厳密な概念ではないという点である。

次章から、病誌を基にして此的螺旋性の妥当性と有用性を示しつつ、またこの概念を用いて、人がいかにして精神的不調に陥り、そこから回復するのかを検討していきたい。

文献

（1）Adorno, T.W.: Jargon der Eigentlichkeit Zur deurschen Ideologie. Frankfurt am Mein, 1964（笠原賢介訳『本来性という隠語』未來社、一九九二年）
（2）福田誠二『ヨハネス・ドゥトゥス・スコトゥスのペルソナ神学』（サンパウロ、二〇〇二年）
（3）本間裕之「ドゥンス・スコトゥスの個体性理解について」（『論集』39、四六～五八頁、二〇二〇年）
（4）上利博規「アドルノにおけるハイデガー批判」（『哲学』40、一六六～一七六頁、一九九〇年）
（5）Koeler, L., Saner, H.: Hannah Arendt/ Karl Jaspers Briefwechsel 1926-1969. Piper, Muenchen, 1985（大島かおり訳『アーレント＝ヤスパース往復書簡3』みすず書房、二〇〇四年）
（6）Maalouf, A.: Les Identité Meurtrières. Grasset, Paris, 1998（小野正嗣訳『アイデンティティが人を殺す』ちくま学芸文庫、二〇一九年）
（7）Nancy, J=L.: Identité. Galilée, Paris, 2010（伊藤潤一郎訳『アイデンティティ』水声社、二〇二〇年）
（8）小川量子「ドゥンス・スコトゥスにおける個体化の原理の完全性について」（『中世思想研究』28、一二九～一三七頁、一九八六年）
（9）大鹿一正「個体化の根源に関する一考察」（『中世思想研究』38、一～一九頁、一九九六年）
（10）Scotus, J.D.:Lectura（石田隆太、本間裕之訳『筑波哲学』26［一二三～一三八頁、二〇一八年］、28［七五～八八頁、二〇二〇年］）
（11）Scotus, J.D.: Ordinatio（本間裕之、石田隆太訳『筑波哲学』27、一〇四～一二八頁、二〇一九年）
（12）Serres, M.: Rameaux Pommier, Paris, 2004（内藤雅文訳『小枝とフォーマット』法政大学出版局、二〇〇六年）
（13）渋谷克美「スコトゥスの個体化の理論に対するオッカムの批判」（『中世思想研究』35、七三～九一頁、一九九四年）

(14) 高井寛「私が私であること—ハイデガーとレヴィナス—」(『Heidegger Folum』10、七八〜九〇頁、二〇一六年)
(15) 八木雄二「個体化の原理から見たスコトゥスの神学」(『季刊哲学』2、一五四〜一六八頁、一九八八年)
(16) 八木雄二『聖母の博士と神の秩序』(春秋社、二〇一五年)
(17) 山内志朗「〈このもの性〉について」(『哲学雑誌』105、一八〜三九頁、一九九〇年)
(18) 山内志朗「アヴィケンナの存在論との関連から見た、スコトゥスの個体化論」(『中世思想研究』40、一九〜三六頁、一九九八年)

第二章　人はどのように立ち直るのか　アントン・フォン・ヴェーベルン

統合失調気質者が臨床現場に訪れることは少ないとされるが、[10・34] うつの広がりとともに、うつ状態の背景に統合失調気質を抱えている可能性に注意を促す報告もある。[*1] 個人的に統合失調気質者のうつ患者の診療では、病像が典型的でないことから診断と治療に難渋した経験があり、あまり顧みられなくなったが、統合失調気質概念は臨床で重要と考えている。[24・32・41]

本章では統合失調気質だったと考えられる作曲家アントン・フォン・ヴェーベルンをとりあげる。彼は現代音楽の始祖として知られ、シュトックハウゼン、ノーノ、ブーレーズ、武満徹にとっての偶像だった。ヴェーベルンの生涯を通覧し、統合失調気質者が人生の中でどのように失敗し、精神障害を抱えるのか、またどのようにすれば穏やかに生活できるのかを検討する。

狩野[13]によれば統合失調気質は四つに大別されるという。防衛機制、現象、発達段階と心的構造、そして人格特性である。本書の統合失調気質は人格特性、気質としてのそれであり、とりわけクレッチマー[18]に依拠する。この点は後述する。

＊1　秋山ら[1]や松浪ら、[21] Sakai[32]らは統合失調気質が背景にあるうつについて論じ、その治療法が通常とは異なるとそれぞれ論じている。

I　ヴェーベルンの生涯（8・23・26・29・34・39）

ヴェーベルンは一八八三年十二月三日、オーストリアのヴィーンで、成功した鉱山技師である父カールと音楽を趣味とする母アマーリエの長男として生まれた。母親の影響で幼少期から音楽に親しみ、五歳の時には母親からピアノの手ほどきを受けていた。父親の仕事の都合で転校を繰り返し、一八九四年から一九〇二年までの間は、南オーストリアのクラーゲンフルトで過ごした。そこで彼は初めて正式な音楽教育を受けた。ピアノ、チェロ、対位法などを学び、ヴァーグナー、ブルックナー、マーラー、リヒャルト・シュトラウスの楽曲に触れることになった。

音楽家として生きることを決めたヴェーベルンは、役人になることを望んだ父親の反対を押し切り、一九〇二年（十九歳時）、ヴィーン大学哲学科に入学し、これまで受けた音楽教育に加えて、ルネッサンス音楽、和声法を学んだ。

一九〇四年（二十一歳時）、ヴェーベルンはシェーンベルクと出会う。その前年にシェーンベルクの『浄夜』を聴き、強烈な印象を抱いていたヴェーベルンは、ある慈善家のはからいでシェーンベルクに私淑する機会を得た。その後ルネッサンス期の作曲家ハインリッヒ・イザークに関する研究で、一九〇六年（二十三歳時）に哲学博士号を取得した。

翌一九〇七年から作曲活動を本格化させ、一九〇八年（二十五歳時）に無調音楽の傑作『パッサカリア』を発表した。その後も無調スタイルを推し進め、時にわずか数小節の、いわゆるミニアチュール様式の作品をいくつか発表した。また、二度オペラ創作を試みたが未完に終わっている。いずれも抽象的なテクストが選ばれていた。

若いころのヴェーベルンは指揮者として身を立てることを真剣に考えており、一九〇八年に歌劇場の副指揮者の地位についた。しかし、劇場の環境が劣悪との理由で突然辞職し、以後あれこれ不満を述べては二か月から一年ほどで指揮者を辞職し、すぐに次の職に就くべく奔走するという生活を繰り返すようになった。なお、この時期の一九一一年二月（二十八歳時）に従姉妹のヴィルヘルミーネ・メルトルと結婚している。

一九一〇年代半ばから一九二〇年代半ばまでは歌曲が創作の中心になり、おびただしい数の未完の草稿が残された。またこのころは、指揮者として成功する見込みがまったくない時期でもあった。この間、ヴェーベルンは二回、明らかな精神的変調をきたしている。

一回目は彼が二十九歳になった一九一二年秋で、抑うつ状態を呈した。反応性のうつだったと推測される。この年、彼は歌劇場のポストを得たのだが、予定されていたオペラの上演準備もままならず、医師の診断で劇場を辞し、同年二月から三月までヴィーン郊外の療養所に入所している。退院後は劇場への復帰を友人に依頼し、同年八月に新たなポストを得ることができた。しかし、再びうつ状態に陥り、アルフレッド・アドラーの診療所を訪れている。しばらくアドラーのもとで治療を続け、同年十月末に精神状態が安定し、ヴェーベルンは再び作曲活動と就職活動を始めることになった。

一九一八年十一月（三十五歳時）、ヴェーベルンの創作活動に大きな影響を与える出来事が起きた。シェーンベルクらが中心となった私的演奏協会の発足である。この協会はわずか三年の活動期間だったが、ヴェーベルンやシェーンベルクらの作品のみならず、マーラーの交響曲のピアノ編曲版など多彩なプログラムで演奏会が行われた。この協会の演奏会は、徹底したリハーサルと演奏を通して作品の分析を行う極めて学究的な雰囲気だったという。また、このころに転居したシェーンベルクの後を追うように、ヴィーン南方のメートリンクに移り、地元の男性合唱団の指揮者を任された。この経験で初めてヴェーベルンは、まとまった期間、指揮活動を行うことになったのだった。

一九二二年（三十九歳時）、ヴェーベルンは、労働者交響楽団でやっと長期にわたる指揮活動を行えるようになった。この楽団で指揮したマーラーの交響曲第三番の演奏は大成功をおさめ、ヴィーン交響楽団にも招かれるようになった。ヴェーベルンは労働者交響楽団と良好な関係を持ち続けたが、時に突然演奏会の直前に指揮を理由もなく放棄することがあった。

一九二九年（四十六歳時）、ヴェーベルンは交響曲を発表した。この作品は完成までに二年を要したが、彼独自の十二音階技法が明確になり、それまでと作風が一変したという点で重要な作品である。その後、次々と十二音階技法による楽曲を発表し、指揮活動を続けたヴェーベルンの名声は一九三〇年代に入って揺るぎないものとなった。しかし、ドイツでナチスが勢力を伸ばし始め、現代音楽は退廃芸術として排除されるようになった。ヴェーベルンの作品の出版は制限され、指揮活動も労働者交響楽団の解散によってできなくなっていた。

一九三八年（五十五歳時）、オーストリアがナチス・ドイツに併合されると、ほとんどの収入源は断たれ、ヴェーベルンの生活は困窮を極めた。また、シェーンベルクをはじめとするユダヤ人の友人たちがアメリカやスイスに亡命していった。貧困と孤独の中にあってもヴェーベルンは第三帝国を信じ続け、オーストリアを離れることはなかった。

一九四五年五月、ナチス・ドイツは連合軍に無条件降伏する。ヴェーベルンは前年から、娘の嫁ぎ先だったザルツブルクに居を移し、作曲活動を再開していた。ヴェーベルンのあずかり知らぬところであったが、当時、彼の娘婿はタバコの闇取引に関わっていた。このことに目をつけたアメリカ占領軍は娘婿を逮捕するために、一九四五年九月十五日、ヴェーベルンが寄宿する娘宅を包囲していた。その夜、子供たちのいる室内を避けてタバコを吸うために戸口に立ちマッチを擦ったヴェーベルンをアメリカ兵が誤射し、彼は生涯を終えた。六十二歳だった。

II　ヴェーベルンの気質・診断

II―1　生涯から

ヴェーベルンの人柄に関する証言は「誰から見ても変人」「神経質」「引っ込み思案」「完璧主義」「自分の考えを曲げない」などがある。[34] 彼の完璧主義は、次の逸話からも垣間見られる。ある日、知人が作曲中のヴェーベルンの譜面に音符が四つあるのを見かけた。その三日後、知人が再訪すると、譜面上の音符はわずか二つしか増えていなかったという。[34] 作曲に限らず、指揮ぶりも微に入り細を穿つものだったといい、控えめながら集中度が高く、[34] 一九三一年にミヨーのヴィオラ協奏曲を演奏することになった際、執拗なリハーサルを行い、約三時間の練習時間でたった二小節しか進まない日があったという。その結果、リハーサルはメイン・プログラムしか行えず、しかもヴェーベルンは開演二十分前に具合が悪いと代役を立て、演奏会としては未完成なままに当日を迎えることになった。[34] 同様のエピソードでもっとも有名なのが、一九三六年四月のベルクのヴァイオリン協奏曲の初演の一件だろう。指揮はヴェーベルンに任されていたが、ベルクが前年十二月に急逝し、ヴェーベルンはほとんど毎日嘆き悲しんでいた。彼はなんとかリハーサルを行ったが、演奏会当日に、突然、この演奏会の指揮をしないと言い出し、急遽代役が立てられて事なきを得たのだった。[29]

ヴェーベルンには決断力に欠ける面がある一方で、容易に意志を曲げないところがあった。ただし、過度な倫理性[16]など強迫性の特徴は見られなかった。ヴェーベルンは演奏や劇場を辞める際に真剣に思い悩んだ様子はなく、一人で辞任を決めて後任も考えずにさっさと姿を消し、すぐに求職活動を始めていた。もし指揮で生計をたてるという緊張感や責任感があれば、[8・26・29] ほかの職業的指揮者――しばしばヴェーベルンの代役となったヘルマン・シェルヘンなど――のように多少リハーサルが不完全でも契約された演奏をやり通そうと努力をするだろう。[29] しかし、ヴェーベルンはそのときの気分や体調によって平気で指揮を放棄した。

また政治や世俗的な動向への鈍感さも彼の特徴だった。一九四〇年前後、ヴェーベルンはナチスの機関紙を愛読していた。[29・34] さらに友人に『わが闘争』に大きな感銘を受けたと話し、[8] ある手紙で〝社会労働党［表記ママ］によって何か新しいことがおきる！（略）その新しい何かが、ユニークな男によって創り出されるのです〟と書いていた。[8] またナチスが勢力を伸ばし始めた時期にシェーンベルクにオーストリアに留まるように勧めたこともあった。[8]

当時、知識人がナチズムと結託した例はあった。有名なハイデガーの場合は、自身の思想がナチズムと親和性があったためだったし、[35] カール・シュナイダーのような医師たちは、研究継続のためという実利的理由や政治的無関心によるものだった。[30] 一方、ヴェーベルンの場合は無邪気かつ素朴な反応だった。彼はナチスの民族主義、純血主義、反ユダヤ主義などの主義主張に全面的に賛意を抱いていたわけではなかった。事実、ユダヤ人の友人や歌手をかばっていた。[29・34] ヴェーベルンは何か新しいことが始まることを底意なく喜んだのだった。ナチス政権が彼の仕事を邪魔したこともあったが、それでもナチスに嫌悪感を表明したことはなかった。これは政治権力、世俗的なものに対するある種の幼稚さとしか表現できない。

また、シェーンベルクへの過剰な献身的態度も特徴的だった。ヴェーベルンは一九一五年に軍隊に入隊するが、その後入隊と除隊を短期間のうちに繰り返した。[8・26・29] その理由は、軍務についている師シェーンベルクを差し置いて自分だけ市民生活を楽しむことはできないからというものだった。[8] このようなシェーンベルクへの濃厚な心理的依存は五十代になっても続き、三百通以上の手紙を書いて頻繁にシェーンベルクに助言を求め続け、また彼に忠誠を誓い続けた。[8・26] この点を受けて、ヴェーベルンは〝一生涯まるで主体性がなかった〟と言われている。[34]

以上からヘイズは、[8] ヴェーベルンの人柄を妥協の無い理想主義と思春期的なナイーブさの奇妙な混合と評しているが、的を射ているだろう。

Ⅱ―2 作風から

ヴェーベルンの作品は、彼の気質とよく一致していることを阪上は報告している。[33] ほかの論文では、極端に時間的に短縮された微小形式、文脈がはずされた音そのものの強度への関心から、[7] ヴェーベルンの作品には統合失調症的特性があることが指摘されている。[33] 一般に、作品の内容より形式に創作者の個性が強く刻印されると考えられることから、[20] ヴェーベルンの作曲形式に焦点を当て彼自身の気質を検討する。

ヴェーベルンの個性は十二音階技法で発揮されたが、彼の十二音技法はシェーンベルクやベルクらと異なりシンメトリーへの過剰な愛好がみられ、[29] 彼の作品はまるで音列の自転のようであるという。[34] また、曲の構造が容易にはわからないように作曲され、聴いただけでは構造を理解できないように書かれていると岡部は指摘している。[29] さらに音色の純粋化と対比の強調も特徴の一つとされている。[29] 一般に、近代以後のクラシック音楽では音色が混ざり合う美しさが求められるが、ヴェーベルンは原色に近い明確な音色を求め、テンポ指示を緻密にして音色の輪郭をクリアにし、曖昧に連続変化しないように作曲していた。[29]

Ⅱ―3 ヴェーベルンの気質・診断

精神科領域でもっともよく知られている気質論の一つに、エルンスト・クレッチマーの提唱した議論がある。[16] 彼は体格との関係から、循環気質、てんかん気質、統合失調気質の三つに分けた。循環気質は、社交性や環境と共振する同調性を基本にして明朗さと陰欝の極の間を揺れるもの、てんかん気質は爆発性や粘着性を特徴とするとした。そして統合失調気質の基本的特徴は、非社交性、静か、控えめ、まじめとし、精神的な過敏性と鈍感さという対極的な感性が様々な割合で混合するとした。精神的過敏性は、臆病さ、恥ずかしがり、敏感さ、神経質さ、興奮しやすさ、一方の鈍感さは、従順さ、気立てのよさ、正直さ、愚鈍さ、落ち着きと述べている。さらに精神生活のテンポにも極性があり、弛緩と緊張、硬直と予測できない唐突な跳躍の交代があるという。また、臨床的な表現型では、誇張や仰々しさ、形式的、杓子定規さが特徴とされる。

　ヴェーベルンの生涯をみると、彼の性格は、非社交性、生真面目さ、神経質さ、過度の従順さ、政治や対人関係でみられた鈍感さ、自己のやり方を貫こうとする頑なさが特徴である。さらに彼の作品は、体系化や論理性、抽象的図式化への傾向に加え、音色へのこだわりやコントラストの強調、唐突に変化するリズムが特色だった。以上の諸特徴から、ヴェーベルンは統合失調気質と考えてよいと思われる。*2 なおヴェーベルンに関する病誌的な先行研究[33]でも統合失調気質の可能性が指摘されている。

　さて統合失調気質の鑑別として自閉症スペクトラム症（ＡＳＤ）と、幻覚妄想などの病的体験が目立たないまま人格水準低下を引き起こす単純型統合失調症があげられる。

　ヴェーベルンは、幼少期、学齢期ともに真面目で目立たない学生だったといい、[8] 彼の成育歴に、学習能力のアンバランスさ、他者理解の困難と集団不適応、不器用さ、あるいは常同行為、感覚過敏などが見られた[15・44]形跡はない。また彼の後半生も、対人的なぎこちなさは主に過敏性から生じていると考えるのが妥当で、他者の内面への無理解や共感性の低さのみに起因しているとは考えにくい。とはいえ、近年、統合失調気質とＡＳＤとの異同が論じられ、判別は難しいという報告が多い。[19・31・36・37] 知人への親しみの欠如や性的無関心がＡＳＤではほとんど見られないという報告はあるが、[4] これは論文で診断に用いられたＤＳＭの診断基準が、クレッチマーの記述の鈍感さのみを強調したことを反映していると思われる。[12・14] 注目すべきは加藤が指摘している[14]ハンス・アスペルガーの発言である。アスペルガーは、ＡＳＤ概念の源流である小児自閉性精神病質を提唱した精神科医だが、自身の提唱した精神病質をクレッチマーの統合失調気質と類似性があると述べていたという。[14] しかし、この問題は慎重な検討が必要で、今後の研究を待つべきであろう。

　またヴェーベルンに、空虚さや支えのなさ、過剰な内省を思わせる言動を伝記類から見出すことはできな

＊2　本文でも指摘したが、クレッチマー[18]の統合失調気質概念はいまだに臨床的な有用性を失っていない。彼は過敏性と鈍感さの両極性、精神的テンポの様々な比率の混合を許容した。このことで感性の割合によって対人関係のありかたが変わり、人と交わらない、限られた範囲で選択的に交わる、精神的な深い関係を持たず表面的に交わるなど臨床的な幅をもつことになる。[18] 一方、現在、精神科診断で頻用されるアメリカ精神医学会の診断基準ＤＳＭで統合失調気質に該当するシゾイドパーソナリティー障害の診断項目[2]では、対人的関心も交流もまったく無いかのように記載されており、それに比べてはるかに実臨床に即している。[14] そもそもＤＳＭの記載には統合失調気質者の過敏性要素の記述が抜け落ちている。[12]

い。彼は、終生、旺盛な創作意欲や演奏活動を行い、作業能力低下は認めなかった。藤縄[5]によれば、単純型統合失調症の診断は、意思の薄弱さ、自制力の欠如、作業能力の低下、一面的思考などを特徴としてあげるディーム・ブロイラーの流れと、知的作業能力の障害、社会的課題の頻繁な変更、社会的水準の低下、支えのなさ、空虚さなどを特徴とするヴィルシュ・ビンスワンガー・ブランケンブルクの流れの二つの考えがあるというが、ヴェーベルンはいずれにも該当しない。

なお、ヴェーベルンのうつについては精神衰弱、現在なら過負荷による疲弊が前景にあるうつの診断がついており、家族歴や本人の病前性格、気質、病相の周期性の欠如などから、気質が影響した反応性のうつだったと推測される。この点は再度述べる。

Ⅲ　アドラーの診断と治療

一時、彼の主治医となったアドラーがどのような診断で治療を行ったか、残念ながら正確にはわからない。アドラーの伝記にもヴェーベルンの記載は少なく、治療に関する記載はない。[9]

岡部[22]によれば、アドラーの診立ては〝全てにおいてヴェーベルンが高い目標を掲げ、頂点にたつことを望んでいることにほとんどが起因している〟というものだったらしい。アドラーの面談は、〝私は彼にありのままに話し（略）彼はいつもきまって「あなたの状態は、現実の世界から病気の世界に戦場が移っている」と言うのです〟[22]というシェーンベルク宛の手紙からうかがい知ることができるのみである。ヘインズはヴェーベルンに対するアドラーの治療について〝自分の精神的身体的状態に対して自ら引き起こしているというよりも運命論的なものであるとする決め付けや、シェーンベルクへの心理的な依存から彼を引き離そうとした〟と指摘している。[8] また、先のシェーンベルク宛の手紙にヴェーベルンは〝私はかねてから劇場の仕事を延期する決定が必要だと思います。この目的のために自意識のうち〔表記ママ〕に体が苦痛を作り出して、そのなかに高い巧妙さを獲得しているのです。（略）[22]〟と記載しており、自らの症状に職業からの逃避という意味があることを、少なくとも知的には理解していたらしいことがわかる。

具体的な治療経過は不明だが、アドラーの治療によりヴェーベルンは一定の回復を示し、その後も大きな精神的破綻を起こさなかったのは事実である。このことからアドラーの診断と治療が確かなものだったと考えられる。もしアドラーの治療の詳細がわかれば、統合失調気質者の精神療法を考える上で参考になったと推測され残念である。

Ⅳ　統合失調気質者の生き方――ヴェーベルンの失敗と成功

ヴェーベルンが精神的な均衡を崩した時期の彼の状況をみてみよう。この時期のヴェーベルンは歌劇場のポストを得ては放棄することの繰り返しであった。一九〇八年バート・イシュルで副指揮者となった後、翌一九〇九年夏にインスブルック、同年年末にヴィーン、一九一〇年バート・テープリッツ、同年ダンチッヒ、一九一一年プラハ、一九一二年にシュテッティン劇場と、長くて一年、ほとんど数か月で劇場の仕事を放棄し、次の仕事場を探していた。[8]

彼が歌劇場を辞める表向きの理由は、音楽的な意見の食い違いだった。[29] しかし、インスブルックの歌劇場を辞める際には〝ここで自分に何ができるというのだろう。ここにいては、自分は死んでしまう。自分は殺されてしまいます〟と友人に書き送り、ダンチッヒを辞する前には〝この町は最悪で奇妙な町です〟、プラハでは〝自分は利用されているだけです〟、シュテッティンの場合には〝ここは地獄です〟と書いている。[8] これらの文言から芸術活動に専念できないという理想主義的芸術家らしい焦りも読みとれるが、町自体が気に入らないという未熟としか言いようのない理由や、自分は利用されているなどの被害的な記述もある。

当時も現代も、歌劇場には濃厚で複雑な人間関係があり、政治的権力闘争もある。(22・34) 歌劇場の最高責任者である音楽監督は、就任しても地位は安泰ではなく、権謀術数の最中にいることを強いられた。このため自らの方針を貫くには、演出家や舞台装置の製作担当者、プライドの高い歌手たちや楽団員との間で熾烈なやりとりが起きることがあった。さらに当時の歌劇場は国立や州立など公的機関であり、政治家や官僚、王侯貴族などとの交際も重要な仕事だった。ヴェーベルンは歌手とのトラブルで歌劇場を辞したことがあり、(29) 歌劇場の複雑な人間関係は、彼の気質では対処困難だったと推測される。(34)

ヴェーベルンが自身の気質と関係しているであろううつから脱し始めたのは、小規模な地元の合唱団と新興の労働者交響楽団で念願の指揮者として活躍できるようになってからだった。とりわけ労働者交響楽団は、おそらく二つの点で彼に有利に働いたと思われる。第一に、交響楽団が歌劇場に比較して単純な組織だったことである。歌劇場で働く職種の多さに比較し、交響楽団は端的に演奏者のみで成立している。さらに当時の交響楽団は、演奏者と指揮者の力関係が圧倒的に指揮者に有利だった。このため、彼の対人技能の稚拙さがある程度許容された可能性がある。第二に、労働者交響楽団が新興組織だったことである。一九〇五年にヴェーベルンの友人が結成したこの交響楽団では、まだ濃厚な人間関係は成立しておらず、互いがほどほどの距離感でつながっていたと考えられる。一方、伝統ある名門交響楽団には、数々の指揮者との共演や作曲家自身の演奏に関する口伝が脈々と受け継がれていた。そのため、楽団員たちは、非常に強い自尊心をもっていた。事実、ヴィーン交響楽団を指揮する際、演奏に不満足だったヴェーベルンが曲について講義を始めたところ、演奏者から「ここは音楽学校ではない」と突き上げられトラブルになったことがあった。*3 その点、労働者交響楽団は、これからヴェーベルンとともに伝統を作り上げていくような新鮮な音楽集団だった。このような組織は統合失調気質者にとって入りやすい集団だったかもしれない。

*3　もっともこの一件は、クレームをつけた楽団員が所属していたヴィーン交響楽団側が謝罪して決着している。当時はやはり指揮者側に有利なパワーバランスが存在していたことがうかがわれる。しかし、謝罪に対するヴェーベルンの態度がまた彼らしかった。彼は謝罪をまったく許さず、以後の同楽団での指揮をキャンセルし続けた。ヴィーン交響楽団での演奏が、当時は新人指揮者にすぎなかった彼にとって、どれだけキャリア上有利に働くかというような計算は彼にはまったくなかった。

さらにシェーンベルクとの関係も重要だったと考えられる。先に触れたがヴェーベルンはあらゆる面でシェーンベルクに依存していた。統合失調気質者がしばしば少数の構成員からなる結社のようなものを形成するとクレッチマーは指摘しているが、[18]芸術的に排他的だったシェーンベルクの音楽サークルは、まさにそのようなものだったかもしれない。*4また、表にでることが苦手な統合失調気質者にとって、誰かの二番手は心地のいい位置であろう。社会の矢面に立つ一番手であるシェーンベルクの後ろで、淡々としかし執拗に自分に関心のあることだけを続けたことで、ヴェーベルンは社会的成功を得ることができたといえるかもしれない。〈残念ながら二番手だった〉とか〈二番手に甘んじた〉のではない。むしろ〈一番手になることを避けた〉あるいは〈一番手になること自体に無関心だった〉。*5

また、そもそも作曲家という仕事が統合失調気質者のヴェーベルンに有利だったかもしれない。積極的な社会参加が求められる指揮活動に対し、作曲活動は、比喩的に表現すれば名のみを社会に参加させているといえる。このようなある種の匿名性を守った社会との関わり方は、孤立でもなく濃厚な人間関係も回避できる、統合失調気質者に有利な社交のありかたであっただろう。

V　統合失調気質者への精神療法的接近*6

これまで統合失調気質者への精神療法的接近についての議論は充分に行われていない。クレッチマーの精神療法論、[17]高岡らによるかかわり論などがあるが、[38]多くは抗精神病薬の投与や生活技能訓練導入、[6]あるいは精神分析による治療の報告などに限られている。[12・15・27・28・42]本章では、ヴェーベルンの生涯から、どのようにすれば反応性のうつに陥った統合失調気質者が回復し、穏やかに生きていけるように導けるかを論じたい。

一般に統合失調気質者は非社交的という側面が強調される。しかし、ヴェーベルンが典型的だが、実際に

＊4　ヴェーベルンの技法は、彼の独創ではなく、シェーンベルクの十二音階技法を忠実になぞったものだった。興味深いのは、シェーンベルクはこの技法を展開することより、最初の提唱者であることを宣伝することに熱心になってしまったのに対し、[34]ヴェーベルンはこの方法の研究に没頭し、むしろ創作者としては師を超えてしまった点である。[29]しかも、彼には自分が師を超えたという意識がなかったと思われる。ここにも統合失調気質らしさが現れている。

＊5　『二列目の人生』[11]には、ヴェーベルンのような二番手に生きた人物たちが紹介されている。池内は、彼らが二列目になった理由は、めぐり合わせによることもあるし、意図的にその位置を選んだ者もいたと述べている。後者は統合失調気質と関連する生き方である。同書で登場する尾形亀之助などは統合失調気質者を髣髴とさせる生涯を送っている。

は統合失調気質者の多くはやや非現実的な理想に基づいて、擬似社交的に行動しようとする傾向を持っていると思われる。先に触れたように、クレッチマーも、統合失調気質者が限られた範囲で選択的に人と交わることを厭わないと指摘しており、[18]理想主義者タイプの統合失調気質者が、目標に向かって無理をしながら社交性を発揮しようとすることは、確かにしばしば臨床で経験する。その無理が、時にわざとらしさや軽躁にみえることもある。統合失調気質者の精神的破綻は、この独特の無理から生じると考えられる。

ヴィルシュは、統合失調症における自閉が他世界への没入である一方、統合失調気質者の自閉は精神的な傷つきやすさへの自己対処であると指摘している。[43]したがって、心的に傷つく可能性の低い小集団、ある種の匿名性を保った距離感のある集団、個別的な生活領域に踏み込む必要のない別の共通目標（ヴェーベルンの場合、〝美しい音楽を演奏すること〟）を持つ集団の中に居場所を見つけることが統合失調気質者にとって無理のない生き方をもたらすと考えられる。クレッチマーも統合失調気質者は己の感受性への保護といたわりを望むとし、一定の色合いの心的雰囲気を好むと述べている。[18]集団に同質性があり、形式が整っていることが彼らの繊細さを保護するのである。

以上から、統合失調気質の患者には、無理についての自覚を促し、自らと同じ心性や嗜好を有する小集団を見つけるように働きかけ、公の場では負荷のかかり過ぎない程度の振る舞いを勧め、最低限の社交ができればよしとするように導くのが適切と考えられる。

また、ヴェーベルンにとってのシェーンベルクとの関係、つまり依存性を含みつつ、互いに個人的領域に踏み込まない人間関係をつくることも、統合失調気質者の敏感さの緩和に有効と考えられる。クレッチマーが統合失調気質者には〝厳密に選び出された友情がみられる〟と指摘している通り、[18]統合失調気質者は信頼できる知人を一人くらいは持っていることが多い。この特別な他者に、統合失調気質者の社交での不器用さの緩和に協力してもらうことも重要だろう。ヴェーベルンの社会復帰、つまり劇場への再就職はシェーンベ

＊6　本章ではヴェーベルンを統合失調気質者と判断して破綻なく過ごす生き方を検討した。一方、本文でも指摘したがＡＳＤと統合失調気質は特性として重なる点がきわめて多く、区別する意味がないという指摘もある。[4・14・19・37]だとするなら、本章の議論はＡＳＤへの支援の仕方の一つの参考になると思われる。[3・10・25・40]

ルクやその友人たちの助けで行われている。さらに繰り返しになるが、二番手という位置も重要である。二番手になることで、必要最低限の社会との接点を保ち孤立を防ぐことになるからである。

Ⅵ 此的螺旋性への回帰（うつからの回復）と此的螺旋性の維持（平静な生き方）

前節まで統合失調気質に注目したが、ここからは此的螺旋性の観点から論じることを試みたい。統合失調気質は、あくまで〈人のある一群〉の特徴を示しているだけであり、個別性を表す此的螺旋性と異なる。もちろん統合失調気質に注目した治療論は臨床的に有用だが、抽象的で一般的な議論になってしまう。本節では、〈ヴェーベルンのヴェーベルン性〉に注目して考えたい。

ヴェーベルンは音楽、特に作曲に関心を抱き、かつ研究肌だったことは彼の前半生から容易に理解できる。彼は音楽家として成功することを望んだが、当時、まともに収入を得るには指揮者になるしかなかった。こうして彼は指揮者になることにこだわり、その望みに留まり続けた。しかし、失敗を繰り返し、やがて彼はうつ状態となった。この時、世俗的な仕事で収入を得ながら、作曲家として生きることもできなくはなかったであろう。とりわけ、ヴェーベルンのヴェーベルンらしさ、言語化できる範囲の此的螺旋性は、その作風から理解されるように、まずは作曲をすることへの志向性に加え、新しい技法のもとでこれまでにない作品を次々につくり上げること、技法の細やかな点を思考し続けるという、変化と差異を生むという意味で連続性をもった運動だった。ところが、指揮者の仕事は、自分以外の作曲家の意図を読み従うことに比重があり、また新しさどころか、たいていはすでにこの世にいない作曲家たちの作品を繰り返し演奏することである。じっくりと学究的に新しさを追求して作曲するヴェーベルンの此的螺旋性は、部分的な即興性はあるものの、基本的に同じ作品を繰り返し演奏することには適合しなかっただろう。こうして、指揮を生活の中心に据えようとした時期に、ヴェーベルンは此的螺旋性から逸脱した状態となり、精神的に破綻したと考えられる。

そこに〈新しい〉作曲技法を見出したシェーンベルクが登場した。シェーンベルクはヴェーベルンの庇護者として、作曲する喜びを再度、伝える役割を果たした。彼らの技法は極めて主知主義的で、ヴェーベルンの此的螺旋性の一つである精密に思考し続けることにフィットした。さらに登場人物の感情が交錯する演劇でもあるオペラではなく、ヴェーベルンの好む抽象性をもつ交響曲を演奏する小集団の交響楽団の指揮者となり、腰を据えて演奏を研究することが可能になった。また、伝統のない交響楽団なので、ヴェーベルンは自分の作品を自由に演奏してみることができた。自作を演奏して実際に耳にすることは、譜面を自身の真意に沿った形で改訂する機会を得ることでもある。こうして彼は、作曲に対する考え方や作品への態度を次々に新たなものに更新し、作品のありようを発展、展開していく循環的、螺旋的な運動の中で生きることが可能になった。

ヴェーベルンは、花形の歌劇場の指揮者になることを夢見て自身の此的螺旋性を見失い、うつ状態を呈した。しかし、シェーンベルクとの出会いから、再度、ヴェーベルンらしさ、彼の此的螺旋性に回帰することでうつから脱することが可能となった。その後の彼は、此的螺旋性を保つことで平静な生き方が可能になり、創作活動に専念して、数々の名作を残していったのである。

文献

（1）秋山剛、五味渕隆志「分裂病質・分裂病型人格障害の抑うつ症状について―企業社員の症例から―」（『臨床精神病理』18、一三～二一頁、一九九七年）

（2）American Psychiatric Association: Diagnostic and Statistical Manual of Mental Disorders, 5th ed., Text Revision, APA,

Washington, D.C., 2022（高橋三郎、大野裕監訳『ＤＳＭ—５—ＴＲ　精神疾患の診断・統計マニュアル』医学書院、二〇二三年）
（3）青木省三『大人の発達障害を診るということ』（医学書院、二〇一五年）
（4）Cook, M.L., Zhang, Yi., Constantio, J.N.: On the Continuity between Autistic and Schizoid Personality Disorder Trait Burden: A Prospective Study in Adolescence. J Nerv Ment Dis 208: 94-100, 2020
（5）藤縄昭「単純型分裂病の概念をめぐって」（藤縄昭編『分裂病の精神病理（10）』東京大学出版、四三〜七四頁、一九八一年）
（6）福島章、町沢静夫、大野裕『人格障害』（金剛出版、一九九五年）
（7）花村誠一「分裂病の臨床と病跡学の基礎—記号論的端緒」（『病跡誌』42、九〜二一頁、一九九一年）
（8）Hayes, M.: Anton von Webern. 20th century composers. Phaidon, London, 1995
（9）Hoffman, E.: Alfred Adler: Ein Leben für die Individualpsycholigie. Reinhardt, München, 1999（岸見一郎『アドラーの生涯』金子書房、二〇〇五年）
（10）本田秀夫『自閉スペクトラム症の理解と支援—子どもから大人までの発達障害の臨床経験から』（星和書店、二〇一七年）
（11）池内紀『二列目の人生　隠れた異才たち』（要文社、二〇〇三年）
（12）岩館敏晴、舘下一誠「分裂病質人格障害」（松下正明総編集『臨床精神医学講座第7巻　人格障害』中山書店、六三〜六八頁、一九九八年）
（13）狩野力八郎『重症人格障害の臨床研究』（金剛出版、二〇〇二年）
（14）加藤敏「成人期のアスペルガー症候群（障害）とシゾイドパーソナリティー障害、および統合失調病質（Kretchmer）」（『精神医学』50、六六九〜六七九頁、二〇〇八年）
（15）川畑友二「アスペルガー症候群とシゾイドパーソナリティー障害との関連性について—児童精神科医としての見解—」（『精神経誌』１０９、四五〜四九頁、二〇〇七年）
（16）Kraepelin, E.: Psychiatrie. Achte Aufl. Johann Ambrosius, Leipzig, 1915（遠藤みどり、稲浪正充訳『強迫神経症』みすず書房、一九八九年）

（17）Kretchmer, E.: Psychotherapeutische Studien. Thieme, Stuttgart, 1949（新海安彦訳『精神療法』岩崎書店、一九五八年）
（18）Kretchmer, E.: Körperbau und Charakter: Untersuchungen zum Konstitutions Problem und zur Lehre von den Temperamenten. Springer, Berlin, 1955（相場均訳『体格と性格　体質の問題および気質の学説によせる研究』文光堂、一九六〇年）
（19）Lugnegård, T., Hallerbäck, MU., Gillberg, C.: Personality disorders and autism spectrum disorders: what are the connections? Compr Psychiatry, 53: 333-340, 2012.
（20）松浪克文「作曲家の病跡学―その方法論」（『病跡誌』42、四～八頁、一九九一年）
（21）松浪国文、大前晋「内因性うつ病とパーソナリティー―現代躁うつ病（恐怖症型うつ病）と分裂気質者の呈する内因性うつ病像―」（『精神科治療学』14、七二九～七三八頁、一九九九年）
（22）宮崎滋監修『クラシック音楽の20世紀　第5巻』（音楽之友社、一九九三年）
（23）Moldenhauer, H., Moldenhauer, R.: Anton von Webern: A Chronicle of his Life and Works. Victor Gollancz, London, 1978
（24）村上靖彦、永田俊彦、市橋秀夫、中安信夫『座談　精神科臨床の考え方危機を乗り越えるべく』（メディカルレビュー社、二〇〇五年）
（25）中村敬、本田英夫、吉川徹、米田衆介編『日常診療における精神発達障害の支援　10分間で何ができるか』（星和書店、二〇二〇年）
（26）Nebehay, C.M.: Wien Speziell: Musik um 1900. Christian Brandstatter, Wien, 1984（白石隆生、白石敬子訳『ウィーン音楽地図Ⅱ　ロマン派・近代』音楽之友社、一九八七年）
（27）小川豊昭「シゾイドの空虚感」（小出浩之編『ラカンと臨床問題』弘文堂、六一～九八頁、一九九〇年）
（28）小川豊昭、伊藤容子「慢性化する抑うつの背後に潜む人格の病理―ナルシスティック・デプレッションとスキゾイド・デプレッション―」（『精神神経誌』１０６、九九九～一〇〇四頁、二〇〇四年）
（29）岡部真一郎『ヴェーベルン　西洋音楽史のプリズム』（春秋社、二〇〇四年）
（30）小俣和一郎『ナチスもう一つの大罪』（人文書院、一九九五年）
（31）小野和哉「自閉症スペクトラム症とパーソナリティー障害」（『臨床精神医学』44、四五～五二頁、二〇一五年）
（32）Sakai, Y., Akiyama, T., Miyake, Y. et. al.: Temperament and job stress in Japanese company employees. J Affect Dis 85; 101-112, 2005

（33）阪上正巳「作品からみた音楽家の病跡　新ウィーン楽派と「分裂病性」」（『病跡誌』44、二七～四一頁、一九九二年）
（34）Smith, J.A.: Schoenberg and His circle. Schirmer, New York, 1986（山本直広訳『新ウィーン楽派の人々　同時代者が語るシェーンベルク、ヴェーベルン、ベルク』音楽之友社、一九九五年）
（35）Steiner, G.: Martin Heidegger. Collins, London, 1978（生松敬三訳『マルティン・ハイデガー』岩波書店、二〇〇〇年）
（36）Strunz, S., Westphal, L., Ritter, K., et al.: Personally Pathology of Adults with Autism Spectrum Disorder Without Accompanying Intellectual Impairment in Comparison to Adults With Personality Disorders. J Autism Dev Diord 45: 4026-4038, 2015
（37）館直彦『現代対象関係論の展開』（岩崎学術出版社、二〇一二年）
（38）高岡健、高田知二「統合失調質人格障害」（『精神科治療学』20、二三二～二三四頁、二〇〇五年）
（39）武田明倫『新ウィーン楽派の作曲家の生涯と芸術　新ウィーン楽派』（音楽之友社、一二～一三頁、一九九四年）
（40）内山登紀夫『発達障害支援の実際 診療の基本から多様な困難事例への対応まで』（医学書院、二〇一七年）
（41）内海健『うつ病新時代　双極Ⅱ型障害という病』（勉誠出版、二〇〇六年）
（42）Winnicott, D.W.: Holding and interpretation. Hogarth, London, 1986（北山修監訳『抱えることと解釈』岩崎学術出版社、一九八九年）
（43）Wyrsch, J.: Die Person des Schizophrenien. Paul Haupt, Bern, 1949（土井永記、池田篤信訳『精神分裂病と精神分裂病質性』文光堂、一九六三年）
（44）吉川徹、本城秀次「アスペルガー症候群：思春期以降例における症候と診断」（『精神科治療学』19、一〇五五～一〇六二頁、二〇〇四年）

第三章　人はどのように立ち直るのか　その二　アルトゥール・オネゲル

アルトゥール・オネゲルは、二十世紀初頭に結成されたフランス六人組の一人で、フランス音楽界の巨匠としてパリを中心に活動した。(8・11) 彼が創作活動をしていたのは第一次世界大戦後から第二次世界大戦前後で、フランスが文化爛熟期を経験した後、突如ドイツに蹂躙され、ついでアメリカ合衆国を主とする連合軍の兵士たちによって解放されるというめまぐるしく状況が変化した時代だった。オネゲルは第二次世界大戦前の一九二〇年代にすでに芸術的に成功していたが、時代の流れと共に自らの芸術的方向性を見失い、徐々に抑うつ的になった。(8) その際、精神的に回復し、再び創作意欲を取り戻すきっかけとなったのが詩人ポール・クローデルとの出会いだった。

では、抑うつに陥ったオネゲルはどのように回復することができたのであろうか。

I　オネゲルの生涯(4・8─10)

オネゲルは一八九二年三月十日、ノルマンディー地方の港町ル・アーヴルで生まれた。両親はチューリッヒの旧家の出で、父親はコーヒー輸入業を営んでいた。両親と同様にオネゲルもスイス国籍で、終生、国籍を変えなかった。また、フランスでは珍しいプロテスタントだった。母親はピアノをたしなみ、家庭では音楽がいつも流れていたという。ル・アーヴルは芸術とは縁のない港町だったが、年に数回、地元の劇場でオペラを観劇する機会があったという。オネゲルは幼少期から作曲を始め、十二歳ごろには詩や小説を書くようになり、十三歳からヴァイオリンを習い始めて、地元の作曲家からバッハについて学ぶようになった。一方で運動好きな彼は、サッカーやラグビー、ランニング、水泳などに熱中した。中学卒業後、父親はオネゲルに家業をつがせたいと考えていたが、オネゲルは父親を説得して、一九〇九年（十七歳時）チューリッヒ音楽院で二年学び、リヒャルト・シュトラウスやマックス・レーガーなどの影響を受けた。

一九一一年（十九歳時）、再び父親の意向に逆らってパリ音楽院に入学し、一人暮らしをしながら、ヴァンサン・ダンディーなどから作曲技法を学んだ。一九一六年（二十四歳時）、第一次世界大戦でスイス国境警備のために召集されるが、兵役を終えると早々にパリに戻り、終生の友ダリウス・ミヨー、未来の妻アンドレ・ヴォラブールと出会う。アンドレは受賞歴のある優れたピアニストで、オネゲルの多くのピアノ作品の初演者だった。

翌一九一七年からオネゲルは、エリック・サティを中心にして、ミヨー、フランシス・プーランク、ジョルジュ・オーリック、ジェルメール・タイユフェールらとともに新青年グループを結成した。彼らは、ディアギレフ率いるバレエ・リュスに対抗してスウェーデン人実業家ロルフ・マレが設立したバレエ・スエドワに、前衛的な音楽を提供していた。サティが脱退すると、ジャン・コクトーが入り込んで彼らの作品集を出版し、それを雑誌『コメディア』が、ロシア五人組ならぬフランス六人組として紹介した。これが六人組という名称の由来である。彼らの初期の共通の特徴は、前衛性と多調性だったとされるが、[20] 実際のところ一致した点はなく、彼らは六人組という名を戦略的に利用して自らを売り込んでいた。[20] オネゲル自身は六人組に対して、友情としてのつながりだけを意識していたという。

一九二一年（二十九歳時）、オラトリオ『ダヴィデ王』を作曲。この作品は大絶賛され、以後、オネゲルの代表作になった。一九二三年には『パシフィック231』、一九二五年、オペラ『ユディット』を発表。一九二六年五月十日（三十四歳時）にヴォラブールと結婚し、一九二九年（三十七歳時）には最初の交響曲を作曲するなど、一九二〇年代半ばまでのオネゲルは順風満帆だった。ほかにも、ソフォクレス、シェイクスピア、またロマン・ロランやアルベール・カミュらの作品の劇伴音楽を作曲していた。[12]

しかし、一九二七年、コクトーの台本で作曲した『アンティゴネ』が不評だったことから始まり、オネゲル自身が重要と考えていた交響曲が演奏機会に恵まれない状況が続いた。[12] さらにこれまでの成功でオラトリオ作家、近代的機械時代を音楽で表現した作曲家というレッテルを貼られ苦しめられるようになった。[12]

一九三一年（三十九歳時）、悲劇的色彩に満ちたオラトリオ『世界の叫び』を発表。この頃からオネゲルは徐々にふさぎ込み始め、悲観的言動が増えていった。一九三二年（四十歳時）には〝新しいオペラづくりの方法が必要だ〟と書き記し、〝映画にこそ新しい作曲家の成功があるのだろうか〟と自問していた。当時のオネゲルは、映画という新しいテクノロジーに基づく娯楽が新時代のオペラやカンタータになり代わると考えていたようだが、彼は映画音楽に本格的に着手するかどうかをいったん棚上げすることを選択した。一方、この時期に朗報もあった。一九三二年八月十一日、彼らの一人娘パスカルが生まれた。

一九三二年以降、オネゲルは、それまでの知的・実験的な音楽づくりから、映画音楽の作曲に専念することをついに決断する。しかし、この選択は、結果として彼に大きな失望を味わわせることになった。一方で、この時期の彼は、ドイツ、イタリア、ベルギー、スペイン、アメリカ合衆国と、それぞれ数日滞在しては移動する、精力的な演奏旅行に出かけていた。

一九三四年十一月（四十二歳時）、オネゲルは、当時六十五歳のポール・クローデルと出会う。共通の知人からの注文で、ジャンヌ・ダルクをテーマにした作品をつくることになり、オネゲルとクローデルの間で話し合いがもたれた。もともと遅筆家だったクローデルは、この時ばかりは出会いのわずか数日後に台本を仕上げ、クローデルの元秘書だったミヨーに〝オネゲルのことを信用している〟と手紙で書き送った。一方のオネゲルも、台本を読み終えて〝言葉を失うほどの感情にとらわれた〟と後に書き記しており、理想の共同作業者をついに見つけたと考えていた。クローデルは台本に音楽について細かい記述を書きこみ、あたかも共同での作曲作業のようだった。

一九三五年（四十三歳時）、初の共同作品『火刑台上のジャンヌ・ダルク』が完成。この作品は大成功を収めた。さらに一九三九年（四十七歳時）には『死の踊り』で、再度、クローデルと組み、オネゲルは徐々に意欲的に作曲に取り組むようになった。同年からスイスに滞在していたオネゲルは、一九四〇年にドイツ軍がフランスに侵攻したことを知る。オネゲルは、平和だが知的刺激の少ないスイスの生活に不満を抱き、一九四〇年十月（四十八歳時）、一家でドイツ占領下のパリに戻ることにした。

パリに戻ったオネゲルは、主に映画音楽の作曲や『コメディア』誌への批評執筆活動で糊口をしのいだ。一方、スイス国籍だったことから、例外的に国外に出ることを許され、スイス、オーストリア、スペイン、ベルギー、ポルトガル、オランダを訪問した。この時代にヨーロッパ内を比較的自由に行き来できたことは、作曲家として大きなアドヴァンテージだっただろう。また当時のオネゲルは、しばしばパリ占領軍の催しに参加しており、最近の検討では、ナチス占領下のフランスでもっとも作品が多く上演された〈フランス人作曲家〉はオネゲルだったことが明らかにされている。[26] 田崎は、[29–31] ヴィシー政権下のコンサート・プログラムを調査し、演奏会でオネゲルの曲が取り上げられた回数が多いだけでなく、オネゲル音楽祭が四回も行われたと報告している。[*1] またヴィーンに自由に出入りできたことから、雑誌『コメディア』の音楽批評で主にドイツ作曲家の作品を取り上げていた。一方、音楽好きのドイツ軍高官との交流を利用して友人の危機的状況を

＊1　この理由については、オネゲルのドイツ的な要素が戦前から右派に支持されており、

救ったり、レジスタンスの指導者が関わっている映画音楽を作曲したりすることがあった。なお戦時下の一九四一年(四十九歳時)、オネゲルは交響曲第二番を作曲し、一九四三年(五十二歳時)にはクローデルの代表作『繻子の靴』の音楽を担当した。

以上のようなナチス政権下の活動に、本人はそれほど積極的ではなかったことから、オネゲルを明らかな対独協力者と見なす者はいなかった。しかし、終戦間近の一九四四年ころになると、ヴィシー政権に近い作曲家と考えられるようになった。このため、終戦から一九四五年夏までの数か月間だけ、オネゲルの音楽がコンサート・プログラムから消えた時期があった。

第二次世界大戦後、オネゲルが自身の作品でもっとも気に入っていた典礼交響曲(交響曲三番)を完成させる。一九四六年(五十五歳時)、精力的に各地を飛び回り、交響曲第四番を作曲した。しかし一九四七年八月(五十六歳時)、訪米中に心筋梗塞と肺塞栓に罹患する。妻の献身的看護で回復するが、体力は落ち、肥満体だった彼はすっかり痩せていた。にもかかわらず、演奏のために、イギリス、オランダ、ベルギー、エルサレム、チェコ、ハンガリー、モンテカルロと飛び回っていた。一九五〇年(五十九歳時)、オネゲルは彼の最後の交響曲、第五番を完成させる。このころ、フランスの作曲家といえばオネゲルであり、当時パリ留学中だった黛敏郎が、オネゲルのコンサートで聴衆が熱狂している様を日本の音楽誌に投稿している。[12] またスイス、フランスの大学や学士院などから多くの学位、会員職などを授与され、名声は頂点に達していた。

一九五一年(六十一歳時)以降、彼の体力はさらに低下し、ベッドで過ごすことが多くなっていたが、一九五三年には最後の大作『クリスマス・カンタータ』を書き上げる。一九五五年十一月二十七日、気分がよいからベッドから離れたいと妻に伝え抱えられたとき、彼は妻の腕の中で息絶えた。享年六十三歳だった。

当時のヴィシー政権上層部に好まれていた可能性、[5] スイス人ゆえに問題視されなかった可能性、[8]『火刑台上のジャンヌ・ダルク』がナショナリズムの高揚という意味で、右派、左派ともに利用価値があったからという指摘などがあるが[30] 不明である。

Ⅱ　オネゲルの気質・診断

一九二〇年代のオネゲルは、がっちりとした体格のスポーツマンで、陽気、社交的、知的・肉体的・道徳的均衡が特徴で、茶目っ気と人を傷つけない善良さをもつ快活な青年だった。一方で、人目につくような立ち振る舞いを控える性質だったとも記されている。[4] また敵となるような人物もおらず、誰もが彼の素直さや力強い性質を褒めたたえている。[8] ある作曲家はオネゲルについて、「陽気だと思えば不安げで、運動家であり夢想家であり、旅行家で瞑想家」で「顔が和らいだかと思うと」「たちまち重々しくなるのだった」とその複雑さを証言している。[4] 以上から、オネゲルは社交的で他者同調性が高く、穏やかな円満さと孤独と不安がゆるやかに交代する、クレッチマーのいう循環気質だったと考えてよいだろう。

加えて、彼の性質は中性《どっちつかず》 le neutre[3] も特徴だった。彼の両親はドイツ語圏のチューリッヒ出身で、オネゲル自身終生スイス国籍であり続け、しかし人生の大半をフランスで過ごした。オネゲルはスイスから、プロテスタントの伝統、自分の行いを正当に評価すること、正直さ、聖書への親しみを得て、フランスからは知的開花、音楽的・精神的訓練を得たと述べている。[10] 一方、彼は中立国スイス国籍であることを計算して行動していた形跡があり、決してスイス人であることへの誇りのみで国籍を変えなかったわけではなさそうである。[8] また政治的には反ファシズム宣言をしていながら、[8] 第二次大戦前からファシズムとユダヤ人排斥を主張した右派を支持していた。[30] 以上のようなある種の捉えどころのなさがオネゲルにはあった。

また、すでに述べたように、一九二〇年代ころからオネゲルは悲観的言動を見せるようになり、うつ状態に陥った。うつは大雑把に、薬物療法が優先される内因性うつと、心理的葛藤や環境への適応不全から生じる神経症性うつに分かれるが、オネゲルの場合、音楽の消費状況や作曲環境に対する反応の側面が大きく、さらに作曲活動や私生活に大きな支障をきたしてはいない程度だったことから、神経症性うつだったと考えられる。[*2] オネゲルのうつについては、再度触れる。

Ⅲ　中性性／どっちつかず

前節で触れた中性性について簡単に説明したい。これは、モーリス・ブランショが、晩年になってから繰り返し論じるようになった概念に由来している。(3) 本来は文学的概念だが、ブランショ自身が精神分析の用語との照合を試みており、文学だけに留まらない概念と考えてよいだろう。ブランショは中性性を〝多重性ではない〟あるいは〝ゆらぎ〟と述べているが、(3) これ以上の説明をしていない。本書では、多重性と中性性の違いを以下のように区別したい。すなわち、多重性がAでもありBでもありCでもあり……と加算され無限大に拡張するのに対し、中性性はAでもなくBでもなくCでもなく……と否定性が繰り返される閉域的な性質をもつと考えられる。

さらに中性性は選択して決定する切迫から逃れており、神経症の発症を準備する葛藤形成、つまりAにするかBにするか決定できない事態とは無関係である。[*3] 中性性はブランショのいうようにA、B、C……の間を彷徨し続けることが特徴であり、中性性を持つ者は、精神の自由と闊達な運動性を有すると考えられる。しかし、選択し決断しなくてはならない状況に直面すると、葛藤するかわりに、自由と運動性を失ってしまうことになると考えられる。

Ⅳ　第一次世界大戦、第二次世界大戦とフランスのクラシック音楽

オネゲルが作曲活動で苦しむことになったのは単に彼個人の問題だけではなく、当時の社会背景を知る必

＊2　本書執筆中に小林聡幸による論文『アルチュール・オネゲル』が発表された（『栃木精神医学』41、四六～六五頁、二〇二一年）。明晰かつ臨床的な精神病理的考察がなされ、オネゲルのうつが内因性ではない可能性が説得力をもって指摘されている。本書は精神療法を論ずることを目的としていることから、オネゲルに関する、本格的な病誌研究については、小林の論考をぜひご参照いただきたい。

＊3　神経症をかなり単純化して説明すると、選択不能つまり解決不可能なAかBかという葛藤を、神経症状によって仮そめの解決をすることである。たとえば症状発現によって葛藤の解決を保留にしてしまう、あるいは症状の苦しみによって葛藤の苦しみから目を逸らすなどである。

要がある。迂回となるが、当時のフランス音楽の位置づけを辿り直したい。

フランス音楽は、一八七一年普仏戦争による敗戦で確立した。戦勝国ドイツが自国の音楽を愛国的に賞賛し、バッハやベートーヴェンを神格化したのとは逆に、フランスは、普仏戦争に従軍したサン＝サーンスが設立したフランス国民音楽協会を中心にして、異文化に開かれ、それらを積極的に取り入れることで独自性をつくり上げようとした。(21・27)十九世紀後半から二十世紀初頭のフランス音楽は、ダヴィッド、ビゼー、オッフェンバック、マスネそしてドビュッシーらを中心にして、異国情緒と抒情性、さらにヴァーグナーへの両価的態度の中で、主にオペラを発表していた。(15)ほかにも、フランス独特の循環手法を用いて強い官能性を個性としたフランクの弟子たち、ショーソンやダンディーが二十世紀に入って活躍していた。(33)

こうして時代は第一次世界大戦前夜となる。当時は、ブルジョワ市民階級の勃興と経済的繁栄が続いてナショナリズムが高揚し、一方で経済の頭打ち感もあり、ヨーロッパ全体に漠然とした閉塞感や不全感が漂い始めていた。(13)この無力感をリセットする格好の事件が第一次世界大戦だった。実際、当時の文化人や知識人は、開戦を熱狂的に歓迎していた。(13・22)しかし、局地的短期戦で済むと考えられていた戦闘は、複雑な同盟関係からヨーロッパ全土を巻き込んだ総力戦に変貌する。結果として、戦場となったフランスは廃墟と化し、膨大な戦死者を出すに至った。参戦国は終戦を望みつつ有効な手立てを出せずに時間だけが過ぎ、一九一八年、最終的にドイツが降伏して終戦を迎えた。

第一次世界大戦後、戦争であまりにも多大で凄惨な犠牲が生じたことから、ヨーロッパ全土に厭戦気分が広がった。さらに自国経済復興優先の保護主義で、各国で経済摩擦が絶えなくなった。国内では若い復員兵たちが、戦争を回避しえなかった理性・科学技術に対する失望感をあからさまにし、その表れとしてダダイズムやシュルレアリスム運動が活発になっていた。(17)たとえば、第一次世界大戦前の印象派は光学や色彩論に依拠した主知主義だったが、大戦後のヨーロッパでは、芸術はもちろん、科学や哲学も当時の若者には無意味なものに映っていたという。[17]

他の文化面での変化も大きかった。教養をもったブルジョワ層の没落と交代するかのように、アメリカ文化、ジャズや軽音楽が流入する。これにはラジオやレコードなどの技術的革新も関係していた。[22] 反知性的なアメリカ文化は、音楽の大衆化を促進し、音楽はオペラ座で座って静かに聴くものから、体を動かして楽しみながらホールで聴くものへと変質した。ここで聴衆側の第一の変化が起きる。

さらに大戦後の理性への嫌悪は音楽にも波及し、調性、拍、機能和声などの伝統的楽理への反発が起きた。[22] また文学的・物語的な肥大さをもつロマン主義への嫌悪も生じた。戦闘で生き残るのに必要だったのは文学でも知識でもなく、即物的なまでの有用性だけだった。[17] 第一次大戦後の若者たちは、物語性をそぎ落とし、過剰な理性を背負い込んだ近代以前に生まれた古典に回帰しようとした。これがサティやフランス六人組が出現した背景だった。

その後に起こった第二次世界大戦は、すでに疲弊していた欧州を完全に消耗させ、アメリカ合衆国の覇権が確立し、急激に大衆・消費文化が到来した。もはや真剣な理性への問いかけは消え失せ、速度や効率だけが求められ、時間や手間が必要な伝統的芸術は駆逐されていった。ラジオ、レコードなどの再生技術のさらなる進歩で、気軽に楽しめる軽音楽が主流となり、[32] フランス当局も戦争を想起させるような音楽は避けるようになった。[32] このような時代の流れの中で、クラシック音楽にも、ミュージック・コンクレートやミニマル・ミュージックの時代が訪れることになる。

さらに、この時代から第二の聴衆の変化が起きた。それまでクラシック音楽を支えていたブルジョワ層は同時代の新曲を聴くことに喜びを感じていた。しかし、享楽的で大衆化した市民階級は、楽理知識が必要で、美的感覚を極端に先鋭化させた現代音楽家たちの曲から離れていった。そして、聴きなれた名曲を繰り返し求めることがクラシック音楽の消費形態になった。この変化によって、音楽家とは作曲家から音楽を再生する演奏家を意味するようになった。

V　第一次世界大戦、第二次世界大戦前後のオネゲル

以上のような時代変化は、オネゲルにどのような影響を与えたのであろうか。オネゲルが同時代人の中で特異なのは、当時の多くの若者が参加し、後にヨーロッパ文化の意味を再考するきっかけになった第一次世界大戦に関わっていなかった点である。彼はスイスの国境警備についただけで戦闘を経験しなかった。第一次世界大戦後、戦争はもう起きないだろうとナイーブにも考えていたとオネゲルは告白している。[10] そのためオネゲルは、西洋文化、理性、伝統に対して過剰に否定的にならずに済み、サティに代表される当時の反理性的で情動的な風潮に影響された作曲法から距離をとり、あくまで西洋音楽の伝統の枠組みの中で作曲を続けた。六人組の他のメンバーが単純な旋律、民謡などを取り入れ、過剰な物語性を排した一方、オネゲルはそのような姿勢をとらなかった。

一九三九年、すでに東欧を侵略していたドイツはフランス国境に兵を配備するが、戦闘のない、いわゆる〝奇妙な戦争〟[24] 状態が続いた。しかし、一九四〇年五月にドイツ軍はフランスを侵攻し、わずか一か月でパリを占領した。そして、フランス北部はドイツ軍占領地、南部はドイツ傀儡のフランス国、通称ヴィシー政府が成立する。当時のフランス政府はドイツの占領統治に積極的に協力し、たとえばユダヤ人の公職追放を立法化し、ユダヤ人移送に協力したという。[7・24・34] 当時、十歳だったジャック・デリダは、突然放校処分になり、〝汚いユダヤ人〟と同級生から罵声を浴びせられたと回想している。[24] またカミュやコクトー、オネゲルは親独的な雑誌『コメディア』に関わり、市民が民兵としてドイツ軍に協力したり、武装ＳＳとして正式に戦闘に参加したりするなど、関与の程度に違いはあれ、民間レベルでの対独協力が行われていた。[7]

一九四四年六月、連合軍がノルマンディー上陸作戦を開始し、アメリカ軍は過剰な砲撃でフランス本土をドイツ軍よりも破壊した。(23) ドイツ軍の侵攻が速すぎて開戦時は戦場にならなかったフランス各地は、一進一退の戦闘で却って徹底的に破壊し尽くされた。一九四四年八月、パリは連合軍によって解放されたが、ドイツ占領の次に起きたのは管理の行き届かないアメリカ軍の占領政策だった。都市部に大量の売春婦が押し寄せて風紀が乱れ、民間人に危害が及ぶこともあった。フランス行政府はアメリカ軍に何度も抗議したが、アメリカ軍当局はまったく動かなかったという。(23)

以上のような経緯を辿った第二次世界大戦は、フランス人男性にとって大きな傷つき体験となった。彼らは他国の侵略から女性と子供を守ることができず、自力で国土を取り戻せなかった。解放のためにやってきた連合軍はナチス以上に国土を破壊し、フランス人に敬意を表さず、あたかも自分たちがフランスの女性や子供たちを解放したかのように振る舞った。この屈辱的な経験は戦後のフランス人男性のジェンダー意識に大きく影響したという。(13・23) またセリーヌなど多くの芸術家が対独協力者の疑いをかけられたが、彼らを弾劾する側、たとえばルイ・アラゴンなども戦時下の言動が怪しく、(34) 誰もが脛に傷を持つ状態だった。このような背景があって、自国のレジスタンスたちが連合軍の力を借りて、自力で国土を回復したという〝レジスタンス神話〟が成立したという。(13・18)

一方、オネゲルは第二次世界大戦中、フランスに在住していたが、国籍上はスイス人のままだった。そのため、同時代のフランス人男性のような深刻な男性性に関わる外傷を体験せずに済んだ。彼はフランス人、ドイツ人からも大目にみられていたことから、(8) 他のフランス人作曲家のように複雑な状況下で様々な工夫をして生活する必要がなかった。のみならず、戦時下でも自由にヨーロッパ内を行き来し、敵性音楽のドイツ音楽も現地で楽しめたのだった。たとえば六人組のプーランクは、フランス民謡を使った音楽でナショナリズムを高揚しながら、歌詞でドイツ軍を婉曲的に非難しつつ、全体としてはヴィシー政権を賛美する曲をつくるという、複雑で微妙な振る舞いが要求された。[28] それに比べれば、オネゲルははるかに自由だった。

以上をまとめるならば、第一次世界大戦前から第二次世界大戦後までの間、多くの同時代の作曲家と異なり、オネゲルは作風を時代状況に応じて変化させる必要がなかった。そして、自分の気質である同調性を発揮して、複雑な政治状況にとらわれず、聴衆が求めていると彼が考えていた音楽を思い通りに作曲できたのだった。

Ⅵ　オネゲルの作風と音楽観の変化

オネゲルがフランスとドイツ音楽の両方の影響を受けていることは、その音楽からすぐに理解できる。彼自身は、ヴァーグナー、ドビュッシー、フォーレに影響を受け、ストラヴィンスキー、シェーンベルク、ミヨーに刺激を受けたと述べている。[8–10] またラヴェルやブラームスの影響も指摘されている。[8・10]

サティ派とされた六人組であるオネゲルの音楽を一回でも聴けば、彼の中にサティ的な要素を見出すことができないのは明らかである。サティの音楽の〝単純な形態と旋律、抑えられた感情〟という特徴は、オネゲルと逆である。[8–10・12] オネゲル自身、〝サティは単純への復帰でしかない〟〝反印象主義の和声的単純さに与しない〟と述べている。[8・10] またウォータースはオネゲルの作風がベートーヴェン的な構成力とバッハの対位法からなると指摘し、オネゲル自身も、調性より、リズム、旋律、建築的均衡が重要であると述べている。[10] 生島は緻密な楽曲分析から、オネゲルの特徴として、旋律重視、あいまいな調性、シンメトリカルな構成、対位法、理論性を排除した素朴な不協和音、リズムの不協などを特性としてあげている。[12] またオネゲルには、フランス音楽らしい明朗な響きがあることも指摘されている。[8] オネゲル自身は、十二音技法などの理論的作曲技法の過剰な複雑化を批判し、[9] 聴こえる音は同じなのに譜面上は調が異なるような記譜の仕方を嫌悪した。[10] 彼は著作で〝私は多調主義でも無調主義でも、十二音主義でもない〟と述べ、〝詩人がアルファベットを使い、画家がプリズムの色彩を使うのと同じく自由に作曲〟し、何らかの理論に依拠して音楽をつくりはしないと断言している。[9・10] オネゲルにとって音楽は、あくまで端正で厳粛なものだった。彼は六人組の仲間たちのように、サーカスやミュージック・ホールの軽音楽の作曲をほとんど行わなかった。[10]

作曲以外で、オネゲルが残した著作の記述で特徴的なのが、聴衆を意識した記載が非常に多い点である。〝聴衆の感情を傷つけない〟〝聴衆の耳に入る〟〝聴き手が音楽を聴く〟〝音楽を理解する〟[9・10]など、どのように自作が聴衆に聴こえているかを常に意識していたことがうかがわれる。ここに彼の同調性と共に、自らの音楽的信念を通すか、聴衆に受け入れられることを意識するかという音楽家がよく抱えるとされる葛藤が、オネゲルの場合は開かれたまま、まさに中性性として維持されていた点が彼の個性であり、かつ芸術家としての弱点だったと考えられる。

一九二〇年代半ばからオネゲルは些細なことで不機嫌になったり不満を述べたりするようになり、うつ状態に陥ったと考えられる。彼は聴衆を失うことを過剰に恐れていた。[8] オネゲルは、芸術家としての喜びだった音楽言語の研究を犠牲にして、新たなメディアの映画音楽やラジオ音楽に〝音楽の新しい形〟〝新しいオペラ、カンタータ〟を求め、それらの作曲に専念するようになる。[8] それは彼の個性だった中性性、〈どっちつかず〉から、聴衆に受け入れられることへの重視に一気に舵を切ったことを意味していた。しかし、観衆は映画を見に来ているのであって映画音楽など誰も聴いておらず、彼の作品はただ消費され続けた。この状況に気づいたとき、オネゲルは大きな失望と落胆を味わった。[8]〝オネゲルには、音楽愛好家と映画好きの女の子たちがいる〟と揶揄されたことも彼を追い詰めた。[8] 作品数をみると、一九二〇年代半ばから一九三〇年代初頭に明らかに減っており、このころ、うつ状態がもっとも深刻だったと思われる。[8] さらに、このうつ状態は後年の彼の循環器疾患にも影響したとされる。[8]

Ⅶ オネゲルとクローデル

では、オネゲルはどのようにして精神的危機を脱したのだろうか。その契機はポール・クローデルとの出会いだった。彼はクローデルとの出会いを〝生涯の最大の喜び〟[10]と日記に書いており、コルネイユを引いて〝偉大な友情は神の賜物〟[10]とも記している。ポール・クローデルは彫刻家カミーユ・クローデルが愛した弟で、カミーユの創作したスケッチや銅像には、若きポールをモデルにしたものが多く残っている。ポールは外交官の道を選んだが、同時に文学者だった。

オネゲルは多くの詩人たちと協働作業をしたが、クローデルとの出会いを特別視したのには理由があった。それは彼らの芸術観がほとんど一致していたことだった。クローデルは詩人でありつつ音楽への関心が深く、[1・10]オネゲルも戦時中は文筆業で身を立てていた。そして二人はともにドイツ音楽を好んだ。クローデルは特別な単語やいい回しではなく、日常の言葉を〝そのようなものと思えないように感じさせるのが詩人の役目〟と考えており、[10]オネゲルも複雑な記譜でなく、素直に音階と調性をあわせて創作することを理想とした。[10]また二人ともフランス語のプロソディーに見合った詩法あるいは作曲を追求していた。[9・10]クローデルの詩は声に出すと独特の身体性があり筋肉質とされる。[10]オネゲルも運動性を音楽に移し替え、交響的楽章 mouvement symphonique という一連の作品を発表している。[14]楽章を意味する mouvement は運動の意味もあり、オネゲルは二重の意味を持たせていた。[9]さらにオネゲルの音楽は、クローデルと同じく逞しさが特徴だった。[13]

特に彼らは共に中性性をもっていた。信仰をもつことが反動的と思われていた当時、[36]クローデルはカトリック信者であり続けた。一方で、信仰心に篤いだけではなく、同時にスコラ的な理性をもつことを重視していた。[16]またクローデルは、日本に対するあこがれから外交官になることを選び、駐日時代は能、歌舞伎、俳句などを通して空白の重要性を身に付けたとされる。[19]この空白の重視にも、クローデルの中性性を垣間みることができるだろう。[*4] 以上のような経緯から、クローデルの作品は西洋と東洋の伝統が融合した作風だった。ブランショは、クローデルには世俗的成功を望みつつもそれを破壊してしまう相反する巨大な情熱が内在し、それはそのまま作風に影響して、〝引き裂かれた二つのものが関係を打ち立てる〟あるいは〝事物の関連性を重視〟した内容が多いと指摘している。そして、それゆえに秩序、体系、信仰を求めたと指摘している。(1・2・35)

Ⅷ　どのようにして此的螺旋性に回帰したか

クローデルとオネゲルの共通点と違いを再度まとめたい。そうすることでクローデルがどのようにオネゲルに影響を与えたかが明確になるからである。

第一の共通点は中性性である。とはいえ、クローデルは東洋的空白という美的感性としての中性性に留まっている。一方のオネゲルの場合、中性性は彼の生き方全般に及んでいた。第二に、共に強い世俗的関心をもっていた。クローデルは芸術上の成功のみならず、政治上の栄達を目指して、外交官として活躍した。オネゲルは政治的活動に熱心ではなかったが、聴衆に愛され作曲家として名声を得ることを望んでいた。他方、オネゲルになくクローデルにみられるのは、世俗的成功に加えて、信仰生活も重視していたことである。クローデルは、ブランショが評したように世俗的関心と信仰生活を両立させていた。そして、この信仰への関心は、『神学大全』を肌身離さずもっていたという逸話から推測される通り、秩序、統一、一なるもの＝普遍《カトリック》、伝統への敬愛とつながっていた。(19)

さてオネゲルが精神的不調に陥ったのはどのような状況だっただろうか。彼の此性が指し示す生き方の特徴、中性性から逸れ、伝統の枠内で様々な工夫を凝らした作品を創作する螺旋的運動を停止して、映画音楽

＊4　この点は庄田秀志先生から頂戴したご指摘である。深謝申し上げたい。

作曲に専念するという固定した生き方を選択、決断した。またこれまでのオネゲルは、自身の作品に対する聴衆からの愛を原動力として作曲していたが、映画音楽の制作は、映画の粗筋や場面あるいは監督やプロデューサーの意図に従うことを求められ、映画製作者たちが考える聴衆に隷属することでもあった。さらに映画音楽は西洋音楽の伝統に根差した創作ではなく、その都度の流行に左右された。しかし、自伝類の記述から、オネゲルはそのことに気付いていた様子はない。彼は無自覚に、自身の此的螺旋性から逸脱して連続性を失い、さらに流動性も欠けた固定した生き方を選択してしまっていた。その結果、オネゲルはおそらく自分の生き方やありように不満と疑問を抱き始め、なぜかうまくいかないことに苛立ち、やがてうつに陥ったと考えられる。

そこにクローデルとの共同作業の機会が訪れる。しかも、創作活動に口を出す映画プロデューサーや監督もいない環境で、自分たちが好むオラトリオという古典的形式を自由に選べた点は大きかっただろう。オネゲルはクローデルとの作業を通じて、自由のある中性性、世俗的成功への欲求、伝統への強い愛着という姿勢に影響を受けたと考えられる。そして二人には共通点がありながら完全には一致していなかったために、オネゲルはクローデルの〝複製〟にならず、彼本来の中性性、聴衆への愛と、西洋音楽の伝統的創作に立ち戻ることが可能になったと思われる。

さらにオネゲルは、単純に以前の彼の生き方に戻った訳ではなかった。彼がこれまで作曲してきた純粋音楽でも、台本より音楽が優先されるオペラでもない、半ば劇といえるオラトリオを創作した。さらに斬新な構成と作曲技法という点で、単なる伝統回帰でも闇雲な伝統破壊でもない、今までのオネゲルの音楽創作のありかたとは異なる地点へ動き出した。こうして彼は、螺旋運動が停止した一九三〇年代の決断とその結果の苦痛から脱することができたのだった。すなわちオネゲルのうつは、此的螺旋性からの逸脱と停止によって生じ、クローデルとの共同作業を通じて此的螺旋性へと回帰したことでうつから回復したと考えられる。

一方、此的螺旋性への回帰には代償もあった。彼らの新しい音楽は、一部の聴衆には受け入れられなかったのである。つまり聴衆からの愛を、オネゲルはある程度、諦めなければならなかった。以後のオネゲルは、音楽、聴衆への絶望とペシミズムを抱き続けることになる。一九五一年の著作で「あなたのペシミズムは相対的なものですね」と絶望を時代的制約に矮小化しようとする対談者の言葉を、彼は断固として拒否している。(10)

晩年のオネゲルは〝オペラや映画は視覚的な手がかりがあるので作曲が楽〟〝作曲だけでは金が稼げないので映画音楽がいい〟と断言し、映画音楽の作曲家を組立工や電気技師などの技術者扱いした。(9) そして、〝もう音楽は没落していくしかない〟〝もう誰も音楽は聞いていない〟(9)〝若い作曲家にすすめるのは副業をもつこと〟(9・10)と皮肉まじりに書き記している。特に彼の不満は、当時の演奏会の状況だった。ベートーヴェン、ブラームス、ショパンなど、いわゆる古典的な名曲が繰り返し演奏されるようになり、集客力のある曲のローテーションで劇場が経済的利益を優先していると批判した。(9) さらに演奏が曲芸化し、(9・10)演奏家を育てることより、聴衆を育てることの方が重要になってしまったと述べている。(9) この悲観的意見は、私見では、残念ながら現在においても正鵠を射ていると言わざるを得ないと思われる。彼のうつは、状況を的確に把握し、冷静に判断する力まで損なっていなかったといえよう。

ところで、オネゲルは本当に絶望しきっていたのだろうか。たとえ〝暗い考えを追い払うため〟(10)だとしても、彼は死の直前まで作曲を続けた。そして同時代の作曲家がオペラでセリフのプロソディーを無視し、言葉と音楽が一致しない点を批判し、〝伝統が重要〟で〝独創などというものはない。伝統こそが革新を生む〟〝永久革命などは妄想である〟(10)と当時の理論的音楽への批判を続け、〝大衆に受け入れられること〟〝陳腐さを恐れ過ぎないこと〟も大切で、(10)聴衆から離れ過ぎない作品を発表するように提言し続けた。(9・10)

もしオネゲルが、心底、音楽など消え去ればいいと考えていたのであれば、ただ音楽が没落していくのを沈黙し眺めていればよかったはずである。しかし、彼は黙って見過ごすことができなかった。彼には、芸術としての音楽への愛情と再生への期待があったと思われてならない。

IX 回帰と諦め

オネゲルは、さしあたって聴衆に理解できる音楽をつくることと音楽言語の探究の両立、彼の本来的な方向性の一つである中性性に回帰した。とはいえ、単なる原状復帰ではなかった。中性性とは別の要素、音楽の再生への願いが加わった。再生は破壊を前提とする。オネゲルはかつて彼が愛した音楽が破壊されたことを諦めとともに受け入れたのである。

単なる中性性から、諦め[25]と共にある中性性へ。ゲーテ[6]は〝諦念とは、一切が空しいことを意味しない〟と述べている。オネゲルは、大衆化した聴衆がもはや彼の音楽に、以前ほどは熱狂しないかもしれないという諦念を受け入れたのだった。皮肉なことに、晩年は自分の音楽を熱狂的に受け入れる歓声を聞きながら。

音楽演奏について貴重なご意見を賜った久留米大学精神科大江美佐理先生、またフランス六人組についてご助言をいただいた国際医療福祉大学心理学部小畠秀吾先生に深謝いたします。

文献

（1）Blanchot, M.: La Faux Pas. Gallimard, Paris, 1943（粟津則雄訳『踏みはずし』筑摩書房、一九八七年）

（2）Blanchot, M.: Le Livre à venir. Gallimard, Paris, 1953（粟津則雄訳『来たるべき書物』筑摩書房、一九八九年）

（3）Blanchot, M.: L'entretien infini. Gallimard, Paris, 1969

（4）Feschotte, J.: ARTHUR HONEGGER. Seghers, Paris, 1966（天羽均訳『オネゲル』音楽之友社、一九七一年）

（5）Fulcher, M.: Honegger. Pierre Horay, Paris, 1995

（6）Goethe, J.W.v.: Faust. Der Tragödie zweiter Teil in fünf Acten, 1832（相良守峯訳『ファウスト』岩波文庫、一九五四年）

（7）長谷川公和『ナチ占領下のパリ』（草思社、一九八六年）

（8）Halbreich, H.: ARTHUR HONEGGER. Arthème Fayard, Paris, 1992

（9）Honegger, A.: Incantation aux Fossiles. D'Ouchy, Lausanne, 1948（塚谷晃弘訳『化石への呪文』カワイ楽譜、一九七一年）

（10）Honegger, A.: Je suis Compositeur. Conquistador, Paris, 1951（吉田秀和訳『わたしは作曲家である』音楽之友社、一九七〇年）

（11）Hurard-Viltard, E.: Le Groupe des Six. Librairie des Méridens, Klincksieck et Cie, Paris, 1987（飛幡祐規訳『フランス六人組』晶文社、一九八九年）

（12）生島美紀子『音楽のリパーカッションを求めて』（行路社、二〇〇七年）

（13）木村靖二『二つの世界大戦』（山川出版、一九九六年）

（14）金原礼子「クローデルと音楽―１９９２年　ミヨー、オネゲル、タイユフェールの生誕１００年を迎えて―」（『日本フランス語フランス文学会関東支部論集』1、四九～六〇頁、一九九三年）

（15）岸純信「19世紀パリ・オペラ界を支え、彩った作曲家たち」（『MOSTLY CLASSIC』２５４、三四～三五頁、二〇一八年）

（16）Klossowski, P.: Un Si Funeste Désir. Gallimard, Paris, 1963（小島俊明訳『かくも不吉な欲望』現代思潮社、一九六九年）

（17）的場哲明編『第一次世界大戦と現代』（丸善プラネット、二〇一六年）

(18) 宮川裕章『フランス現代史　隠された記憶―戦争のタブーを追跡する』（ちくま新書、二〇一七年）
(19) 中條忍「詩人大使ポール・クローデル」（アルバム・クローデル編集員会『詩人大使ポール・クローデルと日本』水声社、八～一三頁、二〇一八年）
(20) 成田麗奈「バレエ・スエドワ（1920-1925）と前衛音楽家としての「フランス六人組」イメージの形成をめぐる一考察」（『東京藝術大学音楽学部紀要』37、七七～九四頁、二〇一一年）
(21) 西原稔「世紀末パリはなぜ世界の芸術文化の中心となったか―真の意味で20世紀の扉を開いたフランス」（『MOSTLY CLASSIC』254、一二～一三頁、二〇一八年）
(22) 岡田暁生『「クシラッシク音楽」はいつ終わったのか?―音楽史における第一次世界大戦―』（人文書院、二〇一〇年）
(23) Roberts, M.R.: What Soldiers Do: Sex and the American GI in World War II France. University of Chicago, Chicago, 2013（佐藤文香監訳、西川美樹訳『兵士とセックス　第二次世界大戦下のフランスで米兵は何をしたのか?』明石書店、二〇一五年）
(24) 桜井哲夫『占領下のパリの思想家たち』（平凡社新書、二〇〇七年）
(25) 佐藤晋爾、佐々木恵美、鈴木利人ほか「精神療法における「諦める」ことの意義―心気症に引き続き嫉妬妄想を呈した1女性例の治療を通じて―」（『臨床精神医学』31、九七一～九七七頁、二〇〇二年）
(26) Simon, Y.: Les périodiques musicaux français pendant la second guerre mondiale. Fontes artis musicae 49: 67-78, 2002
(27) 高久暁「外来移住音楽家たちの都市・パリ」（『MOSTLY CLASSIC』254、一四～一五頁、二〇一八年）
(28) 田崎直美「プーランクのバレエ曲《模範的動物》（1940～1942）の考察～占領下フランスの政策との関連より」（『お茶の水音楽論集』3、二八～四八頁、二〇〇一年）
(29) 田崎直美「ヴィシー政権時代（1940-1944年）におけるパリ市政と演奏会―パリ市芸術総監本部による音楽政策の検証―」（『人間文化論叢』9、一五一～一六〇頁、二〇〇六年）
(30) 田崎直美「ヴィシー政権時代（1940-1944年）フランスにおけるオネゲル：作品上演機会と政府関連機関との関係を中心に」（『お茶の水音楽論集』特別号、五五～六五頁、二〇〇六年）
(31) 田崎直美「フランスの戦後復興期における芸術音楽の役割：フランス・ラジオ局（Radiodiffusion Française（一九四五―四九年））の音楽政策の検証より」（『お茶の水女子大学人文科学研究』7、九九～一一一頁、二〇一一年）

（32）田崎直美「フランス第四共和政前期（一九四六—五四年）国営ラジオ局における音楽政策と戦争の記憶—フランス国立管弦楽団初演作品とその評価の考察より—」（『人間文化創成科学論叢』15、三三九〜三四七頁、二〇一三年）

（33）寺西基之「フランスの近代音楽の作曲家たち」（『MOSTLY CLASSIC』２５４、四六〜四九頁、二〇一八年）

（34）渡辺和行『ナチ占領下のフランス　沈黙・抵抗・協力』（講談社選書メチエ、一九九四年）

（35）Wahl, J.: L'experience metaphysique. Flammarion, Paris, 1965

（36）渡邊守章「ポール・クローデル『繻子の靴』の全曲上演にあたって」（『舞台芸術』20、一四五〜一六二頁、二〇一七年）

（37）Water, K.J.: Rhythmic and Contrapuntal Structures in the Music of Arthur Honegger. Ph.D dissertation, University of Rochester, 1997

第四章　人はどのように立ち直るのか　その三　ジョー・ブスケ

“Ma blessure existait avant moi, je suis né pour l'incarner” “私の傷は私が生まれる前からあった。私は傷を受肉するために生まれた” という一文*1で名高いフランスの詩人ジョー・ブスケ*2は、第一次世界大戦で負傷し下半身不随になりながら、詩、小説、書簡集、思想的断章まで、幅広い分野で膨大な作品を残した。

フェルディナン・アルキエ(1)が指摘しているが、ブスケにとって書くことは生きる上で必要なことだった。ブスケ自身、“私は書いた。私は存在したいと願っていた”(16) “書くことは、私の作品が私の状態の醜悪さを消し去ってくれること” “詩作品を書くことで自分の奇妙な運命に答えようと考えてばかりいた”(18) “書くことを介して、私の魂は私の体を統御していく”(7)と書き記している。書くことが精神的な安定をもたらすことは知られているが(20・23・28・40・41・45)、一方で書くこと(8・9・11)には彷徨の危険が待ち受けていると、モーリス・ブランショ(2)は述べている。負傷で自殺まで考えたブスケにとって書くことはどのような意味をもったのだろうか。

ブスケの生涯とその作品を概観し、戦傷で生じた下半身不随で心的に重大な衝撃を受けたに違いない彼が、どのようにその出来事に対処したのか、検討していきたい。

＊1　この有名な文章の引用元はわかっていない。ガストン・マッサのエッセイの中で、ブスケの語った言葉として紹介されているという。(13)

＊2　彼自身は自分の名前にウムラウトをつけずにJoeと表記していた。(21)その理由は英国好きな彼が英語風の発音を望んだ可能性が大きいが、ここでいささか強引かもしれない解釈を試みたい。ブスケの名前は、ウムラウトをつけるとジョェブスケという発音だが、ウムラウトを外すとジョブスケになる。この発音はJe au

I　ブスケの生涯（6・9・10・13・18・21・35・36・38）

一八九七年三月十九日、ブスケは南仏ラングドック地方のナルボンヌで軍医の家に生まれた。父親ジョセフは寡黙で思慮深い男性で、母親ジャンヌは非常に美しく繊細で心優しい女性だったという。ブスケは二時間の難産の末に仮死状態で生まれた。彼が産声をあげたとき、父親は「なんということだ！　男の子だ！」と大声で嘆息したという。また、ブスケの世話役だった女中が彼を抱いたまま突然死し、彼はこの話を物心ついたころから聞かされていた。さらに三歳の時（一九〇〇年）に腸チフスに罹患し、瀕死の状態になった。この時、治療していた医師である叔父に向かって、「僕が死ぬのを放っておいて！　僕は生きてはいけないんだ。でもお父さんには言わないで」と頼み込んだという。ブスケは後年、〝自分の人生は常に死の影にとりつかれている〟〝生まれない方がよかったのではないか〟と考えることがあったと述べ、自分の誕生を呪われたものとみなしていた。

一家はカルカッソンヌへ移り住み、父親はそこで開業し、ブスケは地元のサン・ジョゼフ・ドゥ・クリュニに入学する。このころまでの幼年時代は彼にとって〝黄金時代〟であり、祖父との思い出や自然との生き生きとした触れ合いなどを後に繰り返し書き記している。一方、当時のブスケは、自分の意にそぐわないと誰彼かまわず咬みついて、犬男 l'homm-chien というあだ名をつけられたり、怒り出すと姉の人形を壊してしまったりする、粗暴な面があった。一九一二年（十五歳時）にリセに入学すると、思春期を迎え早熟だった彼は、なんでもやってみないと気が済まない性質になっていった。そのため、しばしば父親と衝突するようになり、両親に反抗的な態度をとり始めた。父親は彼の行動をコントロールしようとして、かえって事態を悪化させていた。母親は全く無力だったが、「あなたは私には無いものを持っている。お父さんは、あなたが自分の子供だからこそ怒っている」と父子をとりなそうとすることがあった。後にブスケは、父親のこと

Bousquet とも綴ることができる。また彼の名前の Bousquet ブスケは、彼が傷を表記するのに好む語 blessure ブレシュールの発音は、似ていなくもない。言葉遊びをして、ジョー・ブスケの代わりに Je au blessure ジョブレシュールと綴ると、その意味は〝私は傷がついている、傷の状態にある〟になる。彼があたかも〝望んだ〟かのように傷を負ったことと、ウムラウトを外したことが何か運命であったかのように感じられる。

を〝私を愛してくれていたが、息子を愛するようには愛してくれなかった。父は自分の似姿を私の中に探していたのだ〟〝父は私を理解しなかった〟と述べている。

カルカッソンヌの保守的な雰囲気に退屈感を抱くようになったブスケは、貴族階級や後に政治家になる友人たちとつるみ、煙草や酒、父親の診察室にあったコカインやモルヒネにまで手をだすようになっていた。一方、当時から特にシェイクスピアやイギリスの詩を深く愛し、常にベッドサイドに本を置いていたという。

バカロレアに合格したブスケは、その褒美に一九一三年（十六歳時）、ヴァカンスをイギリスのサウスハンプトンで過ごした。彼はイギリスを気に入り、ますますイギリスの詩を耽読するようになっていた。一方で素行の悪さは変わらず、荒くれ者たちや娼婦と付き合い、Kid とあだ名をつけられていた。また、万事イギリス風を好んだ当時の彼を、地元の友人たちはイギリス野郎 l'Anglais と呼んでいた。

一九一五年（十八歳時）、パリの商学高等学校に入学したが学校生活に退屈し、夜のパリを徘徊する自堕落な生活を過ごしていた。しかし時に、「詩がゆっくり読める商売は教師くらいしかない。カルカッソンヌで教師になりたい」と語ることがあったという。

一九一四年、第一次世界大戦が勃発した。ブスケは十九歳時（一九一六年）、突然、自ら志願し、中尉として戦闘に参加した。戦場での彼の行動はよく言えば大胆、要は向こう見ずなもので、前線でも勇敢さを噂されていた。一九一七年には最初の戦傷を負って入院するが、幸運なことに軽傷だった。ブスケは退院するとすぐに戦線復帰している。この入院の際、彼は人妻のマルト・マルキエと熱烈な恋愛関係となり、戦後に結婚する約束をしている。その後もブスケは戦場で数々の軍功をたて、レジオン・ドヌール勲章をはじめ五つの勲章を授与された。とはいえ、戦時中の彼の生活も売春婦と薬に耽溺する自堕落なものだった。

一九一八年五月二十八日（二十一歳時）、ブスケはヴァイイでの戦闘中に二回目の負傷をする。今回は敵弾が右鎖骨から左肩甲骨に向かって貫き、両肺と片側の腎臓、さらに腰椎の損傷という重傷だった。なお、この戦闘にはマックス・エルンストがドイツ軍兵士として参加していた。ブスケは約三か月の間、敗血症などで二回、瀕死状態に陥った。ブスケの意識が回復すると医師たちは、肺の損傷ですぐに死亡する可能性があるが、もし生き残ることができれば無事に退院できるだろうと彼に伝えていた。当時のフランス軍の医療システムがよく整備されていたことやブスケの父や叔父が医師だったこともあり、彼は生命の危機を乗り越えた。しかし、医師たちの診断に反して、ブスケは下半身不随で二度と身動きできなくなったばかりか、十二時間ごとに導尿しなければならない不自由な体となった。それでも当時の医療水準では死亡しておかしくない外傷だったことから、彼はある意味、幸運だったといえる。しかし、ブスケは、長期の入院中、毎日死について考えていた。

受傷から約半年後にブスケは帰宅を許された。彼はうつと不眠、希死念慮を抱え、さらに慢性的な消化器疾患の苦痛に悩まされながら、カーテンを閉め切ってほとんど自室に閉じこもっていた。ただ夏の間だけは車いすで外出することがあり、南仏の穏やかな気候と親族の献身的なケアで、彼の身体状態は徐々に落ち着いていった。

多くの時間を自室で過ごしていた彼は、本と絵画、友人に囲まれた生活を過ごし、やがて膨大な量の読書を始めた。聖アウグスティヌス、聖トマス、ドゥンス・スコトゥス、孔子、パスカル、スピノザなどを読みふけり、受傷して約二年後、父親の励ましもあり、詩や小説、批評などを書くようになる。そしてジャン・バラール、ルネ・ネッリなどの地元の詩人や神秘思想家たちと交流を深めるようになった。さらに、一九一九年から一九二三年まで、ブスケはマルトに熱烈な手紙を書き送り続けたが、後に見舞いに訪れた彼女から離婚の意思がないことを直接伝えられ、失意のうちに彼女と別れることになる。

一九二〇年代半ばはブスケにとって大きな転換の時期となった。一九二二年（二十五歳時）に彼は初めてポール・エリュアールの詩を読み、深い感動を覚える。さらに同じころにエルンストの作品を知る。徐々にシュルレアリスムに近づいていたブスケは、一九二四年（二十七歳時）に刊行されたアンドレ・ブルトンの『シュルレアリスム宣言』を読み、シュルレアリスム運動に参加するようになった。また同時期に地元で文芸誌、『南方手帳 Les Cahiers du Sud』が創刊され、この雑誌は彼の思索の重要な発表場所になった。ブスケは終生、批評、詩、哲学的論文を投稿し続けた。批評対象は多岐にわたり、アンドレ・ブルトン、ルイ・アラゴン、ジョルジュ・バタイユなどのシュルレアリスムに関連のある作家のみならず、ヴァレリー、ボーヴォワール、あるいはルネ・シャール、モーリス・ブランショ、さらにフロイトやオットー・ランクの著作についても執筆していた。

以後、名を知られるようになった彼のもとに多くの作家や画家などが訪れるようになり、膨大な数の書簡の交換も始まった。たとえばエリュアール、エルンスト、デュビュッフェ、ハンス・ベルナール、シモーヌ・ヴェイユなどが彼の家を訪問し、ブルトンやアラゴン、ジッドやバシュラールと文通をするようになり、文学、絵画、愛について意見を交換した。

一九三〇年（三十三歳時）、処女出版となる『風の婚約者 La Fiancée du vent』を発表。この作品の草稿に登場する女性は、マルトがモデルだった。この出版後、第二の大きな転換期がブスケに訪れる。彼はそれまで避けていた自分の傷について、正面から考えるようになった。一九三五年にジャン・ポーランと出会ったブスケは彼に影響を受けて、翌年（三十九歳時）に『ぶどうの若枝の煎じ薬 La Tisane de sarments』を出版する。ブスケの畏友ネッリによれば、ブスケは自分の宿命を受け入れようという決意のもとでこの本の執筆したらしく、同書でブスケは〝自己の真の存在の中に入ることの必要を私のように理解した人は誰もいないだろう〟と記している。一九三七年（四十歳時）、二十一歳の若く美しい女性ジェルメール（通称、黄金の魚 Poisson d'Or）と出会って恋愛感情を抱くようになり、彼女との間に多くの書簡を残している。その後、一九四一年に『沈黙の翻訳 Traduit du silence』[4]、一九四五年『夕暮れの認識 Le connaissance du Soir』[5]、一九四六年には『月の導者 La meneur de lune』[6]と立て続けに詩や断想集を出版し、以後、死去するまでに十三冊、一年間に三冊同時に出版することがある多作な作家となった。第二次世界大戦勃発後は、カルカッソンヌのあった南仏が非占領地域だったこともあり、彼の自宅には多くの作家や思想家たちが訪れ、ユダヤ系の人々の隠れ家にもなった。

膨大な数の作品と書簡を書き続け、多くの知識人と交流し、多くの女性との性愛的で情熱的な交流——そこには娼婦も含まれ、住民から眉を顰められていたという——も忘れなかったブスケだが、一九四九年に母を亡くしてから急速に身体状態が悪化し、創作活動もままならなくなる。一九五〇年四月に入院が必要な状態になり、同年九月二十八日、「死が来るのを正面から見たい」とそれまで乱用していた鎮痛剤使用をやめ、急性腎不全で死亡した。五十三歳だった。息を引き取った時、彼は微笑していたという。

彼の死後も彼の詩、断想、書簡集が編纂・出版され、全集としてまとめられている。

II　ブスケの気質・診断

ブスケの生涯を概観したときに、もっとも目を引くのが思春期に入ってから晩年に至るまで続いた素行の悪さだろう。彼の言動を概観すると、感情や対人関係の不安定さが特徴の境界性パーソナリティー障害だったようにみえる。たとえば、空虚感を思わせる〝死の影を抱えてきた〟〝自分は生きている価値がないと思ってきた〟[35]〝呪われた誕生〟[7]などの記述、さらに〝絶望〟〝不安〟〝怒り〟[8]などの否定的感情を常に抱えていたという回想、そして思春期に繰り返された自殺のそぶりや家出などである。さらに喧嘩も多く衝動性も強かった。しかし、これらの言動はこれみよがしになされた形跡はなく、たとえば家出は誰にも気付いてもらえずに空腹に耐えかねて帰宅したことがあり、境界性パーソナリティー障害の特徴である他者へのアピール性や操作性は乏しいと考えられる。[21] また、〝生きる価値が無い〟〝死〟などの記述は、致命的な傷を負って抑うつ的になってからの事後的な回想であり、さらに彼は気まぐれな記述をする傾向があり、[13] 差し引いて考える必要がある。確かに仮死状態の出生や世話役の女中の急死、わずか三歳の時の大病の記憶は、[8・21] 繊細さも持っていたブスケにとって死を身近に感じさせるものだったであろう。しかし、彼の生活ぶりを考慮すると、死にまつわる記述は深刻なものというより、文学的でロマンティックな類のものだったと推測される。さらに対人面では、終生の友人をリセ時代から得ており、[8・21] 戦争中も上官のウダール大尉とは宗教的な意味まで含んだ緊密な関係を作っていた。[13・21・36] 彼は境界性パーソナリティー障害にあらわれる他人への矛盾した態度や、逆にしがみつくような対人関係での嗜癖性をみせることは一貫してなかった。恋愛関係に耽溺する傾向はあったが、依存性や操作性はなく、むしろマルトとの関係では彼の方が振り回されていた。[21] さらに母親とは終生、良好な関係を保ち、[21] 幼少期の彼は父親のようになりたいと憧れを抱いていた。[21] つまり、思春期を迎える前までブスケと両親との関係は良好だった。

以上から、彼の素行の悪さは、パーソナリティー障害より気質との関連で考えた方が説明がつくと考えられる。ブスケの性質をまとめるなら、底意のないいたずら心、陽気な野卑さ、[18] 天真爛漫さ、純粋さ、直截さ、熱中性が特徴的で、安永のいう中心気質に該当すると考えられる。安永は、中心気質の挫折の一型に、境界例的適応不全があると指摘している。[47] 境界例的適応不全とは、感情の不安定さや衝動性、将来の方向性を見失うことであり、ブスケの思春期から青年期の言動と合致する。また、後年、ブスケは自身の青年期を振り返り、あらゆる社会的形式から逃れることを切望し〝求められているような男性像を避けたいと考えていた〟と記している。[7] さらに彼自身が明確に〝自分は何者にもなりたくなかった。誰にも定義されない存在でありたかった。私は一隻の難破船になりたかった〟[7] と述べていることからも、男性として社会的役割を引き受けることから逃れようとしていたと考えられる。[21]

＊3　境界例と境界例的適応不全については、文献46を参照。また、本来境界例と境界性パーソナリティー障害は別の概念だが、詳しくは成書にあたっていただきたい。

では、ブスケは何に挫折したのだろうか。中心気質だったブスケは、自由、自立を求め、強い本能的・感覚的満足への志向性を有していたが、母親由来の繊細さもあった。[21]ブスケは、中心気質と繊細さに折り合いをうまくつけられなかった可能性がある。繊細さによって、些細な挫折体験や、時に訪れる虚無感、退屈などに耐えるだけの強さを持ちえず、[46・47]中心気質の特性を活かしきれなかったと考えられる。もう一つは、思春期以後の父親との関係である。ブスケは幼い時には〝自分の細い腕を眺めては、早く父親のような毛むくじゃらな腕を持ちたい〟と望み、[21]幼年時代を〝私の黄金時代〟と表現していることから、もともとは両親との関係に特別な問題はなかった。しかし、思春期を迎えて行動的になっていくブスケと、慎重で物静かな父親[21]との間で、徐々に深刻な対立が生じるようになっていた。その結果、事後的にブスケは〝父親は私をそのままに愛してくれなかった〟[5・8・10]と書き記すことになるのだが、正確には自身の直截さや熱中性を持て余して父親とうまく関係を持てなかったことを、父親側の問題にすり替えて回想したと考えられる。なぜなら、負傷して実家に戻った彼を献身的に世話したのは、他ならぬ父親だったからである。[21]つまり、ブスケは、思春期以降に厳格な父親に反抗しながら、母親と姉、妹に深い愛情を抱き、死の恐怖をナイーブに語る、陽気で野卑で、いささか子供じみた一文学青年[18・21]に過ぎなかったといえよう。

さて、自分を持て余し、父親への愛憎と己の問題を混同して混乱していた彼に、それらの問題を一挙に帳消しにする事態が一九一四年に生じた。戦争である。それまで特別に愛国的な言動が残っていないブスケは、突然、志願して軍人になる。何者にもなれなかった彼は父親と同じ軍人となり、さらにこの愛国的行動は、当時の状況からすれば時代の要求に則したもので、彼は素行の悪い青年から突如模範的愛国的フランス人青年となったのだった。当時の彼は退屈し、〝道徳的に息がつまるような状況から逃れられなかった〟。[7]しかし、戦場は彼の退屈を打ち消し、はじめて軍人という一つの役割を得ることができたのだった。ブスケは戦場を〝自尊心と恐怖の場〟としており、[8]兵隊として生きることで自信を得ることができたことを隠していない。

戦場で水を得た魚のように駆け回り多くの勲章を得て、軍人としては父親よりも成功を収めることになったブスケだが、思春期に詩を書き、シェイクスピアや英国詩人を愛する繊細さをもつ彼[21]にとって、それらの軍功はほとんど価値のないものだったのではなかろうか。父親と同じ職業を選びつつも、それが本当の望みではない自分が、その職業で成功すればするほど、〈自分がやりたいことは、これだったのだろうか〉という苦悩が頭をもたげていた可能性がある。父親が認めてくれるであろう軍人という職業は、表面的には自信を回復させたが、おそらく彼にとって本質的には苦痛でしかなかったと考えられる。だからこそ、戦前と同じく、戦場でも売春婦と薬物に耽溺する痙攣的な生き方しかできなかったのだろう。そして、ブスケを苦しめた境界例的適応不全[46]は無茶な戦場での振る舞いにつながり、彼に大きな傷を与えることになった。

負傷後のブスケは、うつ、不眠、希死念慮を抱えていたが、このうつ状態が、内因性か神経症性か、伝記類からは判断できない。だが、自死を望むほどであり、重症だったことは間違いない。しかし、やがてブスケは創作活動を再開した。これをうつからの回復と捉えるならば、それはどのようにして可能だったのだろうか。

Ⅲ　回復

Ⅲ—1　書くこと

精神的不調に陥った場合——たとえば心的な傷を負った際——自分の感情を書くことは治療法の一つとして提唱されており、書くことによってカタルシスを得ることができると指摘されている[20・23・28・40・41・45]。しかし、ただ書けばいいのだろうか。

私の臨床経験では、感情的に混乱している患者に自身の気持ちを整理するために書くことを勧めても、うまくいかないことがしばしばあった。ある患者は感情をたたきつけるように書くことで一時的なカタルシスを得たようだったが、感情的文言を吐き出しているだけの状態からなかなか抜け出せなかった。そして、「書いたことを後から読むと、嫌な気持ちを思い出してつらいだけ」と言い、書くことをやめてしまった。またある患者は、出来事を羅列することしかできず、単調さに耐えられないと言って書くことをやめてしまった。いずれにせよ、書くことだけでは思考よりも強度の高い情動に巻き込まれ、あるいは距離をとろうとしていっそう混乱を増していくことがあると思われる。先行文献でも、出来事と感情を書くことを指示した治療法の meta-analysis では、一部の身体疾患には有効であると結論しているが、心的外傷後ストレス障害をはじめとする精神疾患への有効性は否定的で、効果があったとしても持続期間は一か月以内で、一過性であるという。[29]

ブスケの場合、初期の作品は、マルトへの愛情の昇華物だったり、幸福な少年時代の回想に留まったりしていた。しかし、ある時点から、単なる郷愁的内容から〝自分が書くものに従って存在する〟[2]、書くことで己を〝変えた〟[2]とまでいえるものに彼の作品は大きく変貌を遂げた。

彼の生涯を概観すると、書くことが回復に貢献するためには、もう一点、必要なものがあった。読むことである。

III―2　読むこと

ブスケが大量の本を読んでいたことはすでに述べた。本を読むことにもカタルシス効果があることが知られており、精神疾患の治療法として提案されている。*4 しかし、当初、彼が読んでいたものは、感情生活に影響を与える小説などではなく、哲学書や歴史書だった。おそらく、その当時の読書体験は、下半身不随とい

＊4　読書が治療になることはすでにメニンガー[32]が指摘している。Bibliotherapy という言葉があり、作用機序として同一視と投影、カタルシス、洞察などがあげられている。[39] 近年は、認知療法やアサーションなどの self-help 本を読むことの効果が検討されているが、[29] 文学作品を読むことによる心的影響[19・31・33]も報告されている。

さらに中世の修道会では読書を〝食物〟にたとえることがあり、瞑想や思索には、読むことが重視されていたことがわかる（谷川『メランコリーの文化史』二〇二二）。

う現実からの逃避という意味合いが大きかったと考えられる。

やがてブスケは、自分を救ってくれる文学と出会う。シュルレアリスム文学である。彼は友人のガストン・マッサへの手紙に〝数世紀にわたる文明がしつらえたような生は（略）われわれの信念の影に過ぎない。（略）シュルレアリストたちの生き生きとした大胆さは（略）やらねばならぬことを敢行するのを容易にしてくれた（略）彼らの友人にならなかったら、私は自分で声をあげることをせず、この世で私の生を私にとって貴重な財産にしてくれているこの渇望を真面目に考えることもしなかったであろう〟[18]と興奮気味に書いており、一九三〇年半ばから文通を始めたブルトン宛の手紙には、自分は〝あなたの心の中にある思想を見抜くために生まれた人間であり、その思想の中に私は実存する〟〝あなたの進展途上にある一個の思考に対してしばしば提示した断言的命令への盲目的信頼によってのみ導かれた〟[16]とまで書いている。では、ブスケがシュルレアリスム文学の何に惹かれたのであろうか。

第三章でも触れたが、シュルレアリスム運動は、第一次世界大戦への無反省に対する若者たちの怒りによって生まれたと考えられている。[43]それは、戦前・戦後を通じて存在した、デカルト的理性の優越と正当性を信じて疑わない、ある種の欺瞞への怒りだった。[12]主なシュルレアリストたち、ブルトンをはじめとして、ポール・エリュアール、ルイ・アラゴンなどほとんどが復員兵だったことからも、戦争体験と戦後の社会状況の影響が大きかったことがうかがわれる。そしてブスケも同じ怒りを抱えていたに違いない。加えてブスケの場合、父への愛憎を解決できず男性像をうまく確立できないでいた苛立ち、身体機能喪失に伴って生じていた怒りもあっただろう。[14]この怒りの共有が、ブスケをシュルレアリスム文学に近づけさせた一因と考えられる。

さらにうつ状態で死を考え続けていたブスケにとって、[8・9・11]ブルトンが高らかに掲げた〝生の主要な諸問題の解決を目指す〟[12]という文言は、大きな救いとなったと考えられる。アルキエは、[1]シュルレアリスム運動のことを、楽観的なユマニスムの肯定であり、人間の解放が目標であると指摘している。また、エルニエール[21]は、シュルレアリスム文学のもつ自由さや大胆さにブスケは深く共感したと述べている。自己像の問題や深刻な外傷によって、己の生について考え直す必要に迫られていたブスケは、楽観性と自由、そして生の問題の解決を宣言するシュルレアリスム運動によって、大いに鼓舞されたのだろう。

またシュルレアリスム運動は、非理性と理性の併存を求め、[43]異なる二つのものの差異を保ちつつ連結しようとする思考法で、[24]意識的主体の消失、[24]あるいは自己の内部にある他者性こそ真の主体であり、自分自身も一種の他者である[24]と主張した。このような思考法は、自分が何者かをつかみ損ねていたブスケが、自身の生を考え直すのに適していた。さらに脊髄損傷によって麻痺などの障害を受けると、身体の統一性を失った独特な感覚になることが知られているが、[14]ブスケがブルトンにあてた手紙で、己の身体があたかもいくつかの層に分かれているかのように感じていたことを、解剖学的用語をまじえた奇妙な表現で説明している。[16]自分の身体の統一性まであやふやとなったブスケにとって、異質なものを排除せずにそのまま並置する思想は、彼が自身の体験を思索し、詩作する上で大きな参照枠となったと考えられる。

ブスケがシュルレアリスム文学の影響を受けて以降の作品では、「自己の外」「別の自己」を排除せずに引き受け、それらを統合するでも解体するでもなく、そのまま併存する様を描き続けた。たとえば、〝私の存在がないところで、私を見出す〟〝私の存在は、私であるすべてから除外されている〟[6]〝私は存在の産物／源泉ではない〟[6・8]〝人間は己の存在の反響にすぎない〟[8]〝思考と存在はライヴァル／敵〟[6・8]〝いかなる存在も存在自身にとってはよそもの〟[8]〝私の全存在を別の人間の人格のうちに入り込ませる〟[6・8]〝君は君の行為の影にすぎない〟[8]〝生は外にある〟[16]〝私は人生の中にいない〟[16・17]などである。このようにブスケの文章は、私／自我 Je, moi、存在、肉体、思考、実存が、それぞれ別にあると表現され、影、分身、他 l'autre という語が頻出する。[4-6・26]またネッリ[35]も指摘しているがブスケは私 Je を主語にする文章をあまり用いず、再帰代名詞や ce que je suis, où je suis（私であるもの／こと、私であるところ）などの関係代名詞を多用した。[4–6・8] 人間は主体として消去され、時間や空間が前面に出る表現が多く、[42] 現実を多層的に描いたブスケの文体は、ブランショにいわせれば虹 l'irisation のようだった。[3]

　ブスケにとって詩を読むことは救いであり思考することそのものだった。たとえば〝詩は私の救済だった〟〝私がまとめあげようとしている議論は読書と混じり合っている〟〝書物は出来事に対して勝利することに協力する〟[8] と書いているように。

　ブランショは、読むことは〝ひとつの限りない飛躍〟で〝透明な諾 Oui の自由が本質〟だと述べている。[2] マラルメにとっても書くことと読むことは不可分だった。[44] ブスケは読むことで思想する方法を得て、思考における一つの飛躍、変身を遂げ、さらに〝諾〟の中で自ら思索／詩作を自由に展開することが可能になったのだろう。

III―3　傷という出来事 ēventus

　一九二〇年代から一九三〇年代までのブスケは、もっぱら自分の幼年期や思春期の思い出や、幻想的な小説を書き、自身の傷についてほのめかす程度にしか書かなかった。[13] そして負傷時の体験を出来事 l'événement、事件 l'accident[4・8] とのみ記していた。恐らく、まだ傷と向き合う準備が十分ではなかったのだろう。

　しかし、シュルレアリスム文学と出会った後の、一九三三年、ブスケはブルトンとエリュアールへの返事に、初めて負傷時の出来事を客観的な筆致で書き送った。以後、彼は手紙に事件の概要を具体的に書き始め、一九三〇年代半ば、『ぶどうの若枝の煎じ薬』の出版後に、傷について明確に触れるようになった。ブスケは、ついに自らの運命を受け入れる決意をしたのである。[21・35] 一九三五年以降の手紙や著作には、〝詩を書くことで自分の奇妙な運命に答えようと考えてきたのです〟[17] あるいは〝出来事を思考することは、生を思考するための遠回しの方法〟で〝知性とは出来事の中にある〟(8)と書き、さらに思索／詩作の過程を〝自分の状態の存在理由を探し求め（略）私自身の生活をあくまで深く掘りぬいて〟〝この不幸がある真理顕現のなくてはならぬ条件だったと証明しようとし〟(17)〝自分の分析を推し進め、ゆっくりと自己回復をはかった〟(16)と書き記している。ブスケは、自らの傷の意味について考えられるようになったのである。

ところで冒頭に紹介した有名な一文は、直訳すれば、〝存在する exister〟の半過去が用いられていることから、ブスケが〝誕生した né〟前から傷は〝存在し続けていた existait〟のであり、ブスケが誕生したのは、その傷を〝具体化、化身化 incarner〟するためとなる。つまり、無傷に生きてきた彼が、不幸にも傷を後から受けてしまったのではなく、傷はそもそも普遍的なもので、(18)傷こそが彼そのもの、彼が彼たる所以であるところのものだと主張していると考えられる。一方、ブスケ自身が普遍的な傷そのものならば、彼は主体性を持ち得ないということになる。したがって〝私は主体ではなく、自分に降りかかった出来事の表出だった〟〝私は私という存在の源泉ではない〟(8)とブスケは書かざるを得ない。この苦痛に満ちた傷に関する考察は、約五年後に書かれた〝傷を負っていない人間などいない。個体性そのものが傷なのである〟(8)という一文で、その意味するところがより理解しやすいだろう。他にも〝傷は癒えることはない。人間は傷のまわりで変容する〟〝私は私である以前に私の傷である〟〝私の生は私の傷口から私の肉の中に産み落とされた〟(8)など、同様の意味を多様な表現で彼は書き続けたのだった。

エルニエール(21)によれば、一九三〇年代半ば以降のブスケは、エゴイズムやナルシシズムからの徹底的な脱却に至ったという。一方で、一九三九年に書かれた書簡では、〝私は私の傷より偉大な存在になるように努めたい〟(17)と、やや高揚した様子で宣言することもあった。しかし、傷と自己との関係を繰り返し考察していくことを経て、一九四〇年代前半には〝おのれの傷を愛し、そこに恩恵をみとめる勇気が到来するまでには長い時間が必要だった〟(8)と書くようになり、一九四〇年代後半、死の数年前には自分が無力感と深いうつにあることを率直に語るようになった。このころのブスケは、一九三〇年代には時に武勇伝として書くこともあった戦場での体験を、共に戦って戦死したウダール大尉への深い共感と共に、悲しみに満ちた出来事として描写するようになった。[11]

もしブスケが傷を負わなければ、おそらく彼は書いていなかっただろうし、[1・42]痙攣的な生き方を続け、じっくりと何かを読むことも忘れていたかもしれない。自分の生き方について混乱していた青年は、父のように軍人になり、一方でそのことにおそらく違和感を覚えながら自棄的に振る舞い、その結果、半身不随になった。しかし、それがむしろ彼を、自分の本来の望みであった〈詩を読むこと〉〈詩人になること〉へと導く結果になった。ここで私たちが注目すべきなのは、彼が負傷して以降、いかなる出来事 ēventus が起きたのかである。

日本語の出来事は〈出来〉から派生した語句で、〈出来〉は〈出現する〉〈生成する〉という意味を持つ。[37]さらに événement はラテン語の evenire が語源で、evenire は〈ex 後から〉と〈veniō 来る、のようになる〉の不定詞の合成語で、同様に〈出てくる〉〈現れる〉という意味から変化した。[15・27]ブスケにとって傷を負ってからの一連の出来事 ēventus は、此性によって、本来の彼らしさが明確に示されることだった。しかし、傷を負った直後の彼は、逃避するように読書に明け暮れ、傷という出来事から目を逸らし、そのまま放置した。そこにシュルレアリスム文学との出会いというもう一つの出来事がおきる。ブランショはシュルレアリスム文学を〝問題は思考であって、思考する自我ではない〟〝思考そのものの経験〟であると述べている。つまりシュルレアリスム文学／運動は〈考える〉と同義なのである。日本語で〈考える〉は〈か〉〈むかう〉[37]を語源とし、向こうにある何かと向かい合うことであるという。ハイデガーは、本来性 das Eigen ——此性の一部——を獲得するには異なもの das Fremde を通り抜けなければならないと述べている。[22]ブスケが、傷という出来事で此性が示す自分のありようへと歩みを進めるためには、考えること、向こう側にある異なものと向かい合い、異なるものを通り抜けることが必要だったのである。では、向こう側の異なるものとは何か。一つの可能性として小林秀雄の議論を参考にしたい。小林[25]は本居宣長の説から別の〈考える〉の語源を指摘している。すなわち〈むかう〉を〈む〉〈かう〉に分け、それぞれの古語が〈身〉〈交う〉にあたることから、〈考える〉とは〈身・交う〉＝〈物と親身に交わる〉だと述べている。これを古語の字義通り〈身と交る〉と捉えると、私たちが考える際、向こう側にあるものとは身体ということになる。私たちは、己の身体を、私という意識と別次元に〈ある〉と感じる。〈考える〉とは、私でありながら〈異なるもの〉でもある己の身体を、向こう側にあるとして十分に観察し、認識し、把握することを意味するのではなかろうか。

　ブスケはシュルレアリスム文学と出会うことで、身体に刻印された傷の意味を、〈向こう側の異なるもの〉である身体と共に／通じて、思索／詩作するようになった。ブスケは身体について〝書くことを介して、私の魂は私の体を制御していく〟[21]〝人間の肉体は、思考の道具である〟[16]と書き〈私〉と〈身体〉を別のものとして論じている。さらに傷については、冒頭の一文通り〝私の誕生前からあったもの〟であり、〝私たちは私たち自身から分離しているからこそ世界からも分離している。傷とはこの分離に他ならない〟[5・8]と書いていることから、やはり〈異なるもの〉と考えてよかろう。このようにして、ブスケは己の傷と身体のありようから目を逸らさずに、その意味を徹底的に考えるようになったのである。それはアルキエ[1]がブスケの生涯について述べている通り、〝自分を構築することも自分を表現することもしない〟かわりに〝自分を顕現〟させることでもあった。

Ⅳ　外傷と此的螺旋性

　さて、ブスケの回復は、詩人になるという本来の望みが明らかになったことでもたらされたのだろうか。

もちろん、それだけではない。彼の人生の選択、彼の生き方に差異を生みだす変化や運動が生じていたことも重要と考えられる。

一つが、父親との関係の変化である。愛しつつ反抗していた父親のもとを飛び出した後、時代背景を考えても唐突な印象をぬぐえないタイミングで、父親と同じ軍人という職業をブスケは選んだ。そして、無謀な行動の結果、傷を負った。その後、ブスケは父親に介護してもらいつつ父親への失望を隠さないという、愛憎半ばした状況で生きることを選択したのだった。彼には父親から経済的援助を得て別宅で生活するという選択もありえたはずだが、ブスケはそうしなかった。もう一つが、負傷後におきた詩作の質的変化である。負傷前のブスケはイギリス文学を乱読していた。しかし負傷後、ブスケはかつて愛したイギリス詩のような韻律、形式の明確な詩を書かなかった。かといって、フランス的明晰さをもつ形式の詩でもなかった。彼は難解な文体で、生、死、傷に関する哲学的内容の独特な詩を生み出すようになり、さらに様々な断章を残すようになった。最後が、生活の場の変化である。ブスケは故郷カルカッソンヌを幼年時代には愛したが、思春期以後、古びた城しかない退屈な場所と考えるようになっていた。しかし、青年期にパリやイギリスに移ったブスケは、負傷後、〈退屈〉なカルカッソンヌに戻ったのだった。この選択の一因には、父親に介護してもらう必要性が大きかったかもしれないが、それだけではなかったと考えられる。ブスケはこの地に戻り、〝黄金の幼年期〟を繰り返し想起しては、何度もその思い出を書き記した。晩年の彼にとって、カルカッソンヌはやむを得ず戻った地であると同時に、愛着のある想い出深い地だったのである。さらにカルカッソンヌを含む南フランスは、かつてアルビジョア十字軍により攻撃された、北フランスにとっての異文化圏域だった。[18・21] また吟遊〈詩人〉トルバトールを生み出した地でもある。[18] カルカッソンヌはフランスでありながら、いわば異国であり、しかも詩を多く生み出した土地だったのである。

ブスケの生涯を俯瞰でみれば、傷を放置した後にその意味を考える時期を間に挟んで、負傷前と同じような、しかし若干の差異を含んで回帰する、螺旋的な動きをみせたといえる。繰り返しになるが、幼年期に愛し青年期には憎んだ父と、負傷後は愛憎を抱えたまま同居することを選んだ。また、異国イギリス文学に憧れを抱いたフランス人だった彼は、負傷を挟んで、独自な文化圏をもつ南フランスのオック人、つまり北フランスにとっての異人として生きることを選んだのである。

　これまでの議論をまとめると以下のようになる。

　ブスケは、傷にとらわれ、悲観してうつ状態になった。そして、傷について〈考える〉——向こう側の異なもの、その一つである身体と向かい合い、交わる——という出来事 ēventus により、彼の此性が前景化して、本来望んでいた〈詩人として生きる〉ことが明確になった。さらに、停滞し生き生きとした流れを失っていた彼の生き方は、様々な変化と遭逢することになる。父との関係や自らの作風の確立、南フランス人として生きることの決意である。こうして彼は螺旋運動を再開し、生と死を語る特異な詩を創作し続ける、唯一無二の詩人になったのだった。

　このことを臨床現場にパラフレーズするなら、思考することは患者自身が自分の身体について認識する努力を続けることであり、そこに〝いる〟[*5]治療者と対話を通じて患者は交わる《コミュニケート》ことが必要ということになる。治療過程という出来事 évènement は、冒険／思いがけないこと avènement で成り立っている。[30] そして治療者は、患者と共にこのような出来事の到来を待つのである。

　ブスケの言動を中心気質から検討するという御指摘は庄田秀志先生から頂戴した。この場を借りて深謝申し上げたい。

＊5　本章の議論をもう少し展開すると、考えることに治療者や患者の身体性が必要ならば、メール、電話、ＷＥＢなどの面談は、治療効果を減少させることになる。

文献

(1) Alquié, F.: Philosophie du surréalism. Flammarion, 1955（巌谷國士、内田洋訳『シュルレアリスムの哲学』河出書房新社、一九八一年）

(2) Blanchot, M.: L'espace littéraire, Gallimard, Paris, 1955（粟津則雄、出口裕弘訳『文学空間』現代思潮社、一九六二年）

(3) Blanchot, M.: Joë Bousquet. Fata Morgana, Paris, 1987

(4) Bousquet J.: La Connaissance du Soir. Gallimard, Paris, 1945

(5) Bousquet, J.: Le meneur de lune. J.B.Janin, Paris, 1946

(6) Bousquet, J.: Traduit du silence. Gallimard, Paris, 1941

(7) Bousquet, J.: Letters à Carlo Suarès. Rougerie, Paris, 1973

(8) Bousquet, J.: Mystique Gallimard, Paris, 1973（谷口清彦、右崎有希訳『傷と出来事』河出書房新社、二〇一三年）

(9) Bousquet, J.: Œuvre romanesque complète II. Albin Michel, Paris, 1979

(10) Bousquet, J.: Œuvre romanesque complète III. Albin Michel, Paris, 1982

(11) Bousquet, J.: D'une autre Vie, Rougerie, Paris, 1982

(12) Breton, A.: Œuvres complètes I. Gallimard, Paris, 1988

(13) Cardinal, R.: Joë Bousquet: Remembering a Wound. Eds. Collier, P., Elsner, AM., Smith, O.: Anamnesia: Private and Public Memory in Modern French Culture. Peter Lang, Oxford • Bern • Berlin • Bruxxelles • Frankfurt am Mein • New York • Wien, 2009. pp203-216

(14) Cole, J.: Still Lives. MIT press, Cambridge, 2004（河野哲也、松葉祥一監訳『スティル・ライヴズ』法政大学出版局、二〇一三年）

(15) Dauzat, A., Dubois, J., Mitterand, H.: Nouveau dictionnaire et historique. Larousse, Paris, 1993

(16) 有田忠郎「余生の幻視」（『思潮』2、六〇～八五頁、一九七〇年）

(17) 有田忠郎「愛の秘教」（『現代詩手帖』16、八三～九一頁、一九七三年）

(18) 有田忠郎『夢と秘儀』（書肆山田、一九八三年）

(19) Fanner, D., Urquhart, C.: Bibliotherapy for mental health service users Part I: a systematic review. Health Information and

Libraries Journal 25: 237-252, 2008.
（20）Frattaroli, J.: Experimental disclosure and its moderators: A Meta-Analysis. Psychological Bulletin, 132: 823-865, 2006
（21）Hérnière, É., de la.: Joë Busquet un vie à corpus perdu. Albin Michel, Paris, 2006
（22）Heiddeger, M.: Gesamtausgabe 4. Vittorio Klostermann, Frankfurt a. M., 1981（濱田諄恂子訳『ハイデッガー全集第4巻 ヘルダーリンの詩作の解明』創元社、一九九七年）
（23）伊藤大輔、佐藤健二、鈴木伸一「トラウマの開示が心身の健康に及ぼす影響―構造化開示分、自由開示群、統制群の比較―」（『行動療法研究』35、一～一二頁、二〇〇九年）
（24）嘉瀬薫「シュルレアリスムと詩的表現―「通底器」を中心に―」（『フランス語・フランス文学論集』24、五三～八三頁、二〇〇九年）
（25）小林秀雄『考えるヒント2』（文春文庫、二〇〇七年）
（26）小浜俊郎「ジョー・ブスケにおける ombre, autre, double について」（『教養論叢』69、三五六～三七六頁、一九八五年）
（27）國原吉之助『古典ラテン語辞典』（大学書林、二〇〇五年）
（28）Lepore, S.J., Smyth, J.M.: The Writing Cure. APA, Washington, D.C., 2002（余語真夫、佐藤健二、河野和明、大平英樹、湯川進太郎監訳『筆記療法』北大路書房、二〇〇四年）
（29）Marrs, R.W.: A meta-analysis of bibliotherapy studies. American Journal of community Psychology 23: 843-870, 1995
（30）Maldiney, H.: Penser l'homme et la folie, Jérôme Millon, 2007
（31）松尾直博「中学生の読書と自己意識の関係：読書療法の観点から」（『東京学芸大学紀要』62、二〇五～二一三、二〇一一年）
（32）Menninger, W.C.: Bibliotherapy. Bulletin of the Menninger Clinic 1: 263-274, 1937
（33）森田晴香、菅村玄二「詩の黙読が感情状態と気晴らしに与える効果」（『心理学研究』85、四三七～四四四頁、二〇一四年）
（34）中井久夫『中井久夫著作集5巻 病者と社会』（岩崎学術出版社、一九九一年）
（35）Nelli, R.: Joë Bousquet, sa vie, son œuvre. Albin Michel, Paris, 1975
（36）大木健『カルカッソンヌの一夜』（朝日出版社、一九八九年）

（37）大野晋、佐竹昭広、前田金五郎『岩波古語辞典』（岩波書店、一九七四年）

（38）Ohry, A., Ohry-Kossoy, K.: Joë Bousquet: Paraplegia as a Poet's Plight and Challenge. Paraplegia 26: 273-277, 1988

（39）Pardeck, J.T.: Using books in clinical social work practice: A guide to bibliotherapy. Haworth, New York, 1998

（40）Pennebaker, J.W., Beall, S.K.: Confronting a traumatic event: toward an understanding of inhibition and disease. Journal of Abnormal Psychology. 95: 274-281, 1986

（41）Pennebaker, J.W.: Writing to heal. New Harbinger, Oakland, 2004（獅子見照、獅子見元太郎訳『こころのライティング』二瓶社、二〇〇七年）

（42）Robbe-Grillet, A.: Pour un nouveau roman, instantanés. Minuit, Paris, 1963（平岡篤頼訳『新しい小説のために』新潮社、一九六七年）

（43）酒井健『シュルレアリスム　終わりなき革命』（中公新書、二〇一一年）

（44）坂巻康司「マラルメにおける「書くこと」と「読むこと」—その美学における二つの根源的行為—」（『Gallia』47、五三〜六〇頁、二〇〇七年）

（45）塚原貴子、矢野香代、新山悦子、太田茂「大学生における外傷体験の筆記による開示効果—心理的・身体的指標による分析—」（『川崎医療福祉学会誌』20、二三五〜二四二頁、二〇一〇年）

（46）安永浩「境界例の背景」（内海健編『安永浩セレクション』ライフメディコム、二〇一四年）

（47）安永浩「「中心気質」という概念について」（内海健編『安永浩セレクション』ライフメディコム、二〇一四年）

第五章　人はどのように病を回避するのか　三代目澤村田之助

総合病院で精神科医として勤務していると、外傷で下肢を切断せざるを得なかった患者や転落事故で脊髄損傷を負った患者、あるいは脳血管障害で半身麻痺となった患者などにしばしば出会う。その結果、事態を受け止めきれなかったり、大きな生き方の変化を選択せざるを得なくなったりして、心理的支援が必要と主治医に判断され、私たち精神科医に依頼がくることがある。

障害について患者が心理的に処理することは、障害受容という概念で括られてきた。しかし最も障害と関わりの深いリハビリテーション医学分野では、障害があることが前提でリハビリテーションが始まるためか、代表的テキストで障害受容について触れられていても、多くて四ページ、たいてい一〜二ページ程度であった。[2,4,5,8,15] 一方、精神科のテキストでは、私が調べ得た限りで一冊[23]を除いて障害受容という語句さえなかった。障害受容は、リハビリテーション医学と精神医学の狭間で零れ落ちている、しかし臨床的に重要な問題の一つと考えられる。

身体機能に障害を受けることは、精神医学的には自己愛を大きく傷つけられる体験と言い換えられる。したがって、機能障害をこうむった身体をいかに受け入れるかという問題は、自己愛の傷つきをどのように処理するかとほとんど同じと考えてもよい。

本章では、脱疽のために両下肢を失い両手の自由を失った、幕末の歌舞伎役者三代目澤村田之助の生涯を概観し、彼がいかにして自身の身体障害に対処したのかを検討したい。

I 澤村田之助の生涯（1・9・21・25・26）

田之助は弘化二年（一八四五年）二月八日、五代目澤村宗十郎の第五子として江戸で生まれた。母親は田之助を出産して間もなく死去している。姉が三人おり、七歳違いのすぐ上の兄は訥升《とっしょう》と名乗り歌舞伎役者となった。明治の名優、九代目市川團十郎、五代目尾上菊五郎と同世代で、子供のころから行動をともにすることが多く、当時の役者のたしなみであった、読み書き、三味線、茶道、華道、琴などの稽古を同じ師匠についていた。

三歳から由次郎と名乗り初舞台を踏み、先輩役者に指導を受けると徹夜で稽古をしたという。安政六年（一八五九年）十五歳で三代目田之助を襲名し、翌年には江戸三座の一つ守田座の女形のトップ、立女形になった。当時、この年齢で江戸三座の立女形になることは異例で、十代での立女形は史上二人目という快挙であった。その後、河竹黙阿弥と組んで多くの名作を演じ、今でも舞台にかけられる『処女翫浮名横櫛《むすめごのみうきなのよこぐし》（切られお富）』でお富役を演じ大当たりをとるなど、人気は絶頂を迎えた。〝美しく水の垂れるように色気のあった〟美貌に加え声もよい彼にちなんだ田之助髷、田之助衿、田之助下駄などが売られ、女性客が争って買ったといい、彼は現代でいうところのアイドルだった。一方で、愁嘆場を得意とした田之助の演技は、当時の劇評では〝一番下品〟〝くどくどめそめそ理の通らぬ〟などと書かれることがあり、理知的というより過剰に感情に訴えかけるものだったらしい。しかし、その力量は確かであり、当時の観客で彼の演技で泣かぬ者はいなかったという劇評も残っている。

慶応元年（一八六五年）二十一歳のとき、『月欽皿恋路宵闇《つきのかけざらこいじのよいやみ》（紅皿欠皿《べにざらかけざら》）』で田之助が演じる欠皿が継母に折檻されるシーンで、柱に縄でしばられて宙吊りにされた際、床に転落し釘を踏み抜いた（一説には吊るされていた松の枝が折れて足を傷つけたともされる）。この後に脱疽にかかり足の痛みを訴えるようになったが、彼は舞台に精力的に出続けた。徐々に痛みは無視できないものになり、慶応三年（一八六七年）二十三歳時にヘップバーン博士の診療を受け、右足を切断することになった。手術が行われたのは九月だったが、姉があきれるほどの食欲で体力を回復し、同年十二月には舞台復帰を果たした。しかもいざり台車に乗った姫役という、露悪的な演出での活動再開だった。ただし、さすがに右足切断の衝撃は大きかったのか、以後の演技では、当て込みセリフがやたらと多くなったという。たとえば、以下のような記録が残っている。

「（略）しょせん、こうしていた日には、全快するは覚束ねば、ちと道は遠けれど、よい医者があるゆえに、まずそれへかかってみようと、その言葉に従うてお暇貰うて出養生。駕籠で行くその折も、もしやこれはご当地の、見納めにはなろうかと、思うにつけてお前のこと、逢わずに行くはよみじのさわりと、そのお客に打ち明けて、どうぞ一目逢わして、頼ればそれは悪い料簡、なまなか顔を見たならば、却って互いに涙の種殊に病気のためにならぬ思い切れと無理やりに、連れられて行った私の悲しさ、推量して下さんせいなあ」（文献26から引用　表記は現代仮名遣いに変更）

その後、人形遣いに義足をつくらせるがうまく使えず、ヘップバーン博士に頼んでアメリカから輸入した義足を用いて舞台に出続けた。時には早替わりをみせ大評判になったという。当時の証言や劇評でも「足がないから（略：芝居の演出がかわったが）手順がうまくつけてあるから決しておかしくないんです。（略）実に鮮やかなもんだと思ひましたね」〝戯人田之助、病によりて左足断ちたけれども、折旋舞踏あたかも四肢を全ふするものの如し。実絶代の名伎といふべきか〟と評されている。おそらく相当の稽古をつけ、動きをスムーズにする努力を重ねたと想像される。しかし脱疽は回復せず、二十六歳時には左足も切断する。両足切断後は怒りっぽくなり、周囲はますます彼を持て余し気味になったが、舞台に自分を固定する、馬に乗った演出に変更するなどの工夫をしては周囲を驚かせていた。

明治五年（一八七二年）二十八歳時、一度、痛みに耐えかねて引退するものの、翌年には贔屓筋の援助で澤村座を京橋に開場し、自ら座頭となり一層意欲的に舞台に出続けた。その後、二十九歳時に右手首から先、左手は小指を除く四本を切断することになったが、失った手を初代中村雁治郎に演じさせるなどの工夫で乗り切り、〝病になやむ田之助とは思えぬほど元気〟で、上方でも出演するなど引っ張りだこであった。

明治十年（一八七七年）二月、京都公演を終えて帰京後に体調を崩し、養生のために自宅にひきこもった。このころから田之助は発狂したと噂されていた。明治十一年六月（一八七八年）、〝狂病はやや落ち着いた〟が疲弊状態で食事も水も摂取しなくなり、同年七月七日三十四歳で死去した。

II　田之助の気質・診断

田之助は快活な一方で、短気で激しやすく、喧嘩早く傲慢な気性だったという。すでに十二～三歳のころから勝気と評されている。[25] 評伝・資料では、自己中心的、自己顕示欲が強い、極端なうぬぼれ、絶対の自信をもっているなどと評され、脇役をいやがったことが記されている。当時の証言でも悪魔のようと囁かれるほど相当に周囲を振り回しており、[21] たとえば田口は、[21] 無口で上品な人柄だったという團十郎と、快活だが気性の荒い田之助との確執について触れ、田之助の執拗で一方的な團十郎への嫌がらせの数々を指摘し、田之助は〝鼻持ちならない〟性質だっただろうと指摘している。さらに、五代目大谷友右衛門と共演した際、自分よりも格上の役を演じたことに腹を立て、演出で必要な口移しで水をのむシーンを「口が臭い」と拒み、二日間にわたって舞台上で嫌がらせをして、友右衛門が「田之助を殺してやる」と激怒したという事件もあった。[1・21]また舞台上でセリフを忘れた実兄に、客に聞こえる大声で「ざまあみやがれ、へたくそ、バカ」と罵倒することもあった。[1・21]他にも菊五郎や上方の中村宗十郎への嫌がらせなど、同世代の役者を見下し辱めた逸話に事欠かない。[1・26]さらに、本来ならば黒子がする自分の片手役を一役者にやらせるなど、他人を道具のように扱うこともあった。[1]

彼の芸風はすでに触れた通り過剰で、七代目市川團蔵に、「場当たり（即興）が多くてくどい芝居をする」と言われ、五代目菊五郎には「でんでん首をふられてかなわん」とこき下ろされていた。[25・26]そのほかにも〝濡れ場がしつこい〟などの評価もある。[25・26]観客の意表を突く演出を好んだというエピソードを考えると、[1・25・26]その過剰さは田之助の関心がもっぱら観客をいかに喜ばせるかに向いていたことに由来すると推測される。田之助は、自分の演技に対する否定的な劇評や役者仲間からの批評について意に介していた様子がまったくなく、客を一番喜ばせている自分は特別であるという強い自負心と、自分の演技力に絶対の自信をもっていたと思われる。

以上から、田之助は非常に強い自己愛の持ち主であったことは間違いない。自尊心が高く個性の強い者が揃った当時の歌舞伎界でも異彩を放っていたことを考えると、歌舞伎という場には適応し能力もそれなりに高く評価されていたが、平均の範囲を大きく逸脱した自己愛者だったと考えるのが妥当であろう。ただし彼の場合、自己愛によって周囲から疎外されることはなく、むしろ社会と接続する上で有利に機能していたことから、パーソナリティー障害の診断にまでは至らないと考えられる。

なお、彼の死については狂死と表現されることが多い。[1・9・21・25・26]確かに明治十一年春ごろから言動につじつまが合わなくなっている様子が当時の新聞で報じられているが、前年はまったく問題なく舞台に出ていたことや、明治十一年五月の新聞には〝常にそぞろことを言い散らかしている〟が三日月の美しさを知人が話していたところ急に短歌を吟じ、〝唯の発狂人ではない〟と報じられていることから、状態が変動していた様子がうかがわれる。[1] 以上の急性～亜急性の経過や意識障害を思わせる当時の記録などを考えると、おそらく身体的疾患が原因の器質性精神障害に罹患していたと考えられる。原因疾患は不明だが、当時の役者が使う白粉には鉛が含まれていたことから鉛中毒だったという説がある。[1・21・25・26] なお脱疽についても原因不明で、二十歳時からすでに跛行状態だったといい、Burger 病[19]または糖尿病の合併症だった[3]という説がある。

Ⅲ 田之助と傷

容色にすぐれ子役時代から絶大な人気を誇り、演技についても相当の自負心があった女形の彼にとって、自身の容姿は非常に大きな関心事だったであろう。その彼が手足を失うことは、まずは容姿を損なうことを意味し、さらに女形に必要な滑らかな動きを損なうことにもなる。特に女形は舞踊が重要であり、足を失ってからの出演は非常に苦労が大きかったと推測される。そういう点で、彼は身体のみならず、自尊心や自己愛も大きく傷つけられたはずである。特に自己愛の強い者が傷を負った場合、その反応は極めて激しくなることが指摘されている。[17] しかし、彼が自分の傷について強く嘆き悲しんだという記録は見当たらず、また自信を失って表舞台から姿を消すこともなかった。

容色を損なう障害を負ったにもかかわらず舞台に出続けたという事実から、身体障害者がときに陥る否認[*1]機制が田之助に働いた可能性も考えられる。上田[22]によれば身体機能の障害者における否認は、現状に安住し機能改善の努力をしようとしない態度としてあらわれるという。たとえば障害部位の訓練には熱心でも、残

＊1 本人にとって苦痛なことを無かったかのように扱うこと。しかし、苦痛なことを全く思い出せないわけではない。

存機能訓練には拒否的で、自分は健常時と変わらないと主張する例をあげている。ほかに、障害について他人事のように話したり、失われた部位が残存しているかのように動こうとする障害者もいるという。[23]一方、田之助の場合、わざわざアメリカから義足を買い求め、四肢欠損前と比較しても遜色のない演技を続けていたという数々の批評を考えると、[1・21・26]評伝に描かれることはないが、元の身体の動きを取り戻すために全身の動きを限なくチェックしつつ、血のにじむような努力を陰でしていたに違いない。

また、田之助が傷に対して躁的に対処した＊2可能性もあげられる。すなわち、気持ちを高揚させて万能感にひたることで、傷による容色や能力の低下をあたかも些末なことのように認識することである。しかし、これも否定的と考えられる。資料から読み取れる田之助の私生活で、傷を受けた後に躁的言動をみせていたという記載はない。[1・9・21・25・26]むしろ、気落ちしていた時期が、当然ながらあったようである。[1]また彼の出演記録においても、受傷後に出演が急に増加したり、出演間隔が異常に短くなったりするなどの変化はない。[1・25・26]

以上から、彼は自らの障害とそれによる動きの変化を否認や躁的防衛で処理せず、むしろ冷徹なまでに動きの変化を計算しながら役者として生き続けたと思われる。それはどのようにして可能だったのだろうか。

Ⅳ　田之助の病からの回避——此的螺旋性に留まること

彼の生涯を概観すると、外傷と四肢欠損という大きな出来事があったにもかかわらず、少なくとも表面的な言動に変化がない。田之助における変化は、外傷によって悲嘆に暮れ舞台から退くなど、通常ならば生じるはずの言動の変化に逆らう動きをしたという意味での変化なのである。

自己愛者は傷ついた際に大きな怒りをみせるのが通常の反応で、またうつ状態に至ることが多い。[17・18]さらにいくつかの障害受容段階論でも怒りの時期があるとされる。＊3ところが田之助の評伝では、負傷後に彼が自己

＊2　躁的防衛ともいう。気分を高揚させた状態で苦痛を軽微なもののように扱うこと。自我の傷つきを守るための機能で、もともと精神分析由来の概念である。

＊3　障害受容の段階論について現在は否定的意見が多いという。[8]

愛性の怒りを強くみせた形跡はないし、うつ状態となって舞台から身を引いていない。傷を放置することでうつ状態になったブスケについて前章で述べたが、田之助は傷について深く考えることもなく、精神的活動性を維持していた。

岡野[14]は自己愛者が怒りを見せるのは、傷つきで自覚させられた強烈な恥意識を怒りという強い感情で麻痺させているのだと指摘している。だとすれば田之助が自己愛性の激しい憤怒をみせなかったのは、恥意識の苦痛や不快を別の形で減弱できたためと考えられる。田之助は傷によって彼自身の此性が示すありようの一つ、自己愛を満足させること、つまり観客に愛される演技者であることから逸れずに済んだのである。というのも、田之助は異形の姿になったことで、却って特別な体をもった自分、自己愛者が望む、誰にも真似ができない特異な自分になることができた。さらに、異形の姿を人に見せれば見せるほど視線を集めることになり、傷を負いながら演技をすることで観客から大きな称賛の声を浴びることになった。歌舞伎の演技には、美しさが損なわれているような表現も高度に形式化し、様式美として見せるという特徴がある。田之助は、普通に演技を見せることの範疇を超え、外傷とその痕跡をあらゆる工夫を尽くして見せた。田之助は〈見にくい＝醜い〉ものも含め、その時の彼自身のありようすべてをあからさまに見せる者として行動したのである。＊4

田之助は自身の個性の強さで、身体の傷つきで逆に自己愛が満たされるという倒錯的結果になった。過剰なほどに強い自己愛者であった彼は、傷さえも自己愛を満たす道具として愛したといえよう。＊5ただし、舞台に出続けた要因には、外傷で役柄を他人に譲らなければならなくなることを、彼の自己愛や自負心が許さなかった可能性もあるだろう。

田之助は、観客に自分の姿をすべて見せるために、どのように振る舞えば効果的に見えるかの工夫に心血を注いだ。そのために、四肢欠損という制限のもと、以前とは異なる身体的な動きや仕草を考え、それをうまくこなせるように努力を続けた。それは傷を受ける前と差異があり、昨日より今日、今日より明日とわず

＊4　障害を〈あからさまに見せる〉ことは古典的なヒステリー患者の症状の一つである。しかし、田之助はヒステリーではないと考えられる。まず彼は傷に対してヒステリーの特徴である〈すぐれて無関心 belle indifférence〉ではなかったことがあげられる。本文で指摘した通り、彼は傷を負った体をいかに上手く操るかに心血を注いだと考えられ、彼の傷への態度は単純な見せびらかしとは異なる複雑さがあった。時にいざり台に乗る露悪的演出で足がないことを間接的に〈見せ〉、完璧に所作をこなして四肢の欠損を〈見せず〉、セリフで自身の病を語ることで〈見せびらかし〉、ほかの役者を動員してまで四肢の欠損を〈見せなかった〉。彼は自らの傷の存在をどのように観客に示すか冷徹に計算し、あたかも演じるための大道具小道具として扱っていたように思える。

＊5　宮地[10]はPTSD治療において患者は自分の傷を愛することができるだろうかと問

かな差異を生むが、役者として生きるという点では一貫した運動を止めないことだった。それはまさに螺旋運動的な生き方だっただろう。欠損の中で美しく見えるように以前と異なる仕草を考え、それができるように稽古をするが、やがて何かしらの問題点があらわれ、解決のために型を変えると、さらに別の課題が見つかるという果てしなく続く運動である。そのような繰り返しは田之助が幼年期から過ごしてきた鍛錬を欠かさない生活に他ならない。

もう一点、彼が外傷で心理的問題を抱えずに済んだのは、境遇の要素も大きかったと思われる。田之助は、他者から称賛を勝ち取ることのできる歌舞伎役者という特殊な地位によって恥をそそぐ[*6]ことが可能だったのであり、自己愛の傷つきで社会的逸脱にまで至らずに済んだと考えられる。もし彼が人気歌舞伎役者という特殊な境遇でなかったならば、消えることのない心身の傷による恥意識に苦しみ続け、自己愛性憤怒をまき散らすことで社会から排除され、此的螺旋性の運動から逸れて、傷つきによるうつという固定化した状態に向かっていたかもしれない。

それにしても、自尊心を傷つけた当の傷そのものまでも自己の一部として愛したかもしれないということは、どこか悲劇的である。それはある意味、彼なりの諦念だったのかもしれない。

V　此的螺旋性と諦め

傷という、通常、此的螺旋性から逸脱させる出来事に直面した田之助が、傷のもつ力から逃れえた理由に、もう一つの出来事が起きたためと考えられる。それは〈明らめ〉つまり〈諦め〉である。

諦めが精神的回復に重要であることは第三章で簡単に触れた。本章ではもう少し詳しく説明したい。〈諦め〉はもともと真理が明らかになるという意味であり、〈明らむ〉が〈諦める〉に変化したという。[13・16] この変

うている。これは実臨床において重要な考え方ではないだろうか。一方、田之助の場合、自分の傷を愛することは病理としてあらわれている。自己愛者は他人を道具化するとされるが、[7・18] 田之助は他者のみならず自己身体／傷までも道具化したといえる。自己だけを愛し、自己身体を自我に付随する道具のように貶めて扱うことは、田之助に限らず自己愛者にしばしばみられる現象だろう。その典型的臨床例が、摂食障害、ボディーピアッシングやリストカットなどである。

＊6　〈恥をそそぐ〉の〈そそぐ〉は〈洗い落す〉という意味である。九鬼は汚れをとる、つまり垢を落とすこと、〈あかぬける〉ことが〈あきらめる〉ことであると論じている。[6] 九鬼と本章の議論から〈恥をそそぐ〉とは〈恥を諦める〉〈恥を明らかにする〉ことであるともいえる。

化がどのような理路で起きたのかについて定説はないが、もし真理が明らかになれば、ある事柄についての道理が明確になり、それに関して思い悩むことも迷うこともなく納得することになるだろう。(13)そうなればその道理を受け入れるしかないのであり、それが諦めることの本来の意味と考えられる。したがって諦めることは無力なこと、自棄的なさまではない。(16)むしろ、明らかになったことを受け入れて納得し、〈そういうことだったのか〉と腑に落ちることなのである。そして田之助は傷を負ったことで、自身がどのようでありたいかが、より〈明らか〉になったのではないかと考えられる。

以上のような諦念は、自己愛者の田之助だけに起こった特別なことではないと考えられる。

症例　20歳代　女性　心的外傷後ストレス障害

大学卒業後、ペットショップで働き、店で唯一犬や猫に対して簡単な処置ができる資格をもって、大過なく生活していた。しかし、初診の二年前、通勤中にダンプに巻き込まれる事故にあった。幸いなことに一命は取り留めたが、重度の外傷を負い何回も手術を受けた。結果として、服で隠せない部分に大きな傷跡を残すことになった。

その後、ダンプが怖くて外出できない、何度も事故のことを思い出して眠れない、気分が落ち込むことなどを主訴に外来に訪れた。傷跡のことは特に気にしており、「結婚が難しくなった」と落胆していた。

薬物療法と面接を経て、治療開始後三年ほどしてから「少しずつ外出ができる」「そろそろ働きたい」と述べるようになった。その後、突然、ある福祉施設で働くことになったと述べた。急な展開に驚き、「医療福祉への恩返しの意味もあるのか」と尋ねると、「それもあるが、それだけではない。不思議なのだが、医療福祉分野で働きたいと思っていたような気がする」と答えた。職場の制服では外傷が見えてしまうのだが、彼女は明るい声で「傷が気にならないわけではない。自分の一部であって、自分の一部ではない。ちょっと〈見世物〉にしている。ある子どもが治療を嫌がっていた時、私の傷を見せて、ちゃんと直してもらわないとお姉ちゃんみたいになるよ、と話した。傷でコミュニケーションしているみたい」と答えた。

彼女の「不思議と医療に関わりたいと思っていた気がする」というやや迂遠な発言を聞いて、もともと彼女は〈人の役に立つ〉〈人に喜ばれる〉接客業をしていたこと、さらに彼女の親族に福祉職に就いていた者がいたことを私は思い出した。彼女は大きな怪我を負い、その後、いわゆる洞察を経ず、私が一度も聞いたことのない願望を過去形で述べ行動に移したのだった。ここに彼女の此的螺旋性への回帰をみることができる。さらに「(外傷の痕は)自分の一部のような一部でないような」「傷でコミュニケーションしている」という発言から感じ取られるのは、傷の意味を見つけ出したということであり、自棄的ではない意味での諦念である。彼女は傷を負い自己愛を傷つけられる体験を通して、見失われていた本来の彼女らしさに基づいた活動的な生活を送るようになり、同時に諦念の中で負傷前より活き活きとした生を得たと考えられる。

Ⅵ　別の障害受容論へ

障害受容についてすでに多くの理論がある。わが国では、ライト[24]の考えを基にした上田[22]の論文が、現在に至るまでリハビリテーション医学に大きな影響を与えている。この議論では、価値観の複数性、障害が人間的価値を低下させないことの自覚、他者との比較ではなく自分の価値を大切にすることなどを通じ、積極的な生活に転ずることや新しい人間として生まれ変わることが障害受容としている。[22,24]一方、南雲[11]は上田の価値転換論を批判し、自身の価値だけに焦点を当てると障害者の内面性ばかりが強調され、社会から受ける苦しみが無視されてしまうと指摘し、社会的状況に注目した議論を展開した。さらに田島は、[20]そもそも障害受容がリハビリテーションに意欲的か否かの判断材料に倭小化されているという重要な指摘をした上で、南雲らの議論も価値転換論と論理構造が同じであると批判した。そして、障害とは〝未知性〟に出会うこと、ある意味、自由を得ることだとし、障害における自由を強調した。

　上田や南雲らの新しい価値を求めるという議論は、逆にいえばこれまでの価値の否定であり、新しい価値に転換するまでの障害者を価値下げしていることになっていないだろうか。さら田島の〝障害が未知との出会いの旅路〟[20]であるという考えは、一見新しい議論のようにみえるが、障害を受けたという事実を迂回した議論で肯定的に捉え、障害後の人間的価値を称揚するという点では、従来の説と大きく変わらないように思われる。では身体障害を負った患者に対する治療者の態度で何が重要なのだろうか。障害者に価値転換や障害の肯定的意味付けを求めることは、障害者にこれまでの己のありようから抜け出し、変わることを要求している。しかし、そのようなことは容易ではなく、繰り返しになるが、もともとの障害者たちの生き方の否定になる。

　前章と本章を通じて考えられる障害受容は、彼らの価値観や生き方を一新することではない。障害者が、もともと志向していた望みに立ち戻り、これまで行っていた生き方の循環的な変化、螺旋運動を再び駆動し始めることを治療者が本人と共に待ち望むことではあろう。そしてそれは、〈そもそも～であった〉と事後的に出現する記憶[12]という形をとることがあるのかもしれない。このように新しさを求めない治療者の態度は、〈あなたはあなた自身でいいのだ〉という肯定のメタ・メッセージを障害者に与え、障害者本人の本人らしさを尊重することにもなるだろう。

　傷を負った後に自ずと現れる〈自分自身〉として諦念とともに行動すること。それもまた障害受容である。

文献

（1）服部幸雄、皆川博子、郡司正勝ほか『三代目澤村田之助　夜想EX歌舞伎はともだち3』（ペョトル工房、一九九六年）
（2）本田哲三「障害受容」（渡辺俊之、本田哲三編『リハビリテーション患者の心理とケア』医学書院、二〇〇〇年）
（3）川田志明「耳寄りな心臓の話（第10話）ヘボン博士と義足芝居」（日本心臓財団HP http://www.jhf.or.jp/bunko/mimiyori/1.html）
（4）栢森良二「心理評価」（三上真弘編『リハビリテーション医学　改訂第3版』南山堂、二〇一一年）
（5）近藤和泉「心理的アプローチとカウンセリング」（三上真弘、出江紳一編『リハビリテーション医学テキスト　改訂3版』南山堂、二〇一〇年）
（6）九鬼周造『いきの構造』（岩波書店、一九七九年）
（7）McWilliams, N.: Psychoanalytic Diagnosis: Understanding Personality Structure in the Clinical Process. Guilford, New York, 1994（成田善弘監訳、神谷栄治、北村婦美訳『パーソナリティ障害の診断と治療』創元社、二〇〇五年）
（8）水間正澄「障害受容と心理」（米本恭三監修、石神重信、石田輝、眞野行生編『最新リハビリテーション医学』医歯薬出版株式会社、一九九九年）
（9）水落潔「三代目澤村田之助」（『歌舞伎の四百年　演劇界』61［臨時増刊号］、八八〜八九頁、二〇〇三年）
（10）宮地尚子『傷を愛せるか』（大月書店、二〇一〇年）
（11）南雲直二『障害受容―意味論からの問い』（荘道社、一九九八年）
（12）Nancy, J-L.: Visitation. Galilée, Paris, 2001（西山達也訳『訪問』松籟社、二〇〇三年）
（13）大橋明「あきらめに関する心理学的考察　その意味と概念について」（『中部学院大学・中部学院短期大学部研究紀要』九―一二三〜九―一三四頁、二〇〇八年）
（14）岡野憲一郎「「恥と自己愛」から怒りの問題を考える」（山崎久美子、妙木浩之編『現代のエスプリ522　自己愛の時代』ぎょうせい、二〇〜二八頁、二〇〇一年）
（15）大川弥生「主観的・心理的障害」（上田敏監修、伊藤利之、大橋正洋、千田富義ほか編『標準リハビリテーション医学　第3版』医学書院、二〇一二年）

（16）佐藤晋爾、佐々木恵美、鈴木利人ほか「精神療法における「諦める」ことの意義―心気症に引き続き嫉妬妄想を呈した1女性例を通じて」（『臨床精神医学』31、九七一～九七七頁、二〇〇二年）

（17）Simons, R.: Distinguishing trauma—associated narcissistic symptoms from posttraumatic stress disorder: A diagnostic challenge. Harvard Rev Psychiatry 10: 28-36, 2002

（18）Symington, N.: NARCISSISM: A New Theory. Karnac, London, 1993（成田善弘監訳、北村婦美、北村隆人訳『臨床におけるナルシシズム　新たな理論』創元社、二〇〇七年）

（19）高澤博「Anectoda―隠れた史実（シリーズ9）」（『千葉医療センターニュース』第17号、二〇〇四年）

（20）田島明子『障害受容再考―「障害受容」から「障害との自由」へ』（三輪書店、二〇〇九年）

（21）田口章子『江戸時代の歌舞伎役者』（雄山閣出版、一九九八年）

（22）上田敏「障害受容　その本質と諸段階について」（『総合リハビリテーション』6、五一五～五二一頁、一九八〇年）

（23）渡辺俊之「四肢切断患者」（松下正明総編集、浅井昌弘、牛島定信、倉知正佳ほか編『臨床精神医学講座17　リエゾン精神医学・精神科救急医療』中山書店、一九九八年）

（24）Wright, B.A.: Physical Disability: A psychological approach. Harper & Brothers, New York, 1960

（25）柳町道廣「三世沢村田之助の研究（上）」（『芸能文化史』2、一六～三六頁、一九七九年）

（26）柳町道廣「三世沢村田之助の研究（下）」（『芸能文化史』3、一七～二五頁、一九八〇年）

第六章　人はどのように病を回避するのか　その二

クリスティアーネ・フォン・ゲーテ

本章では患者ではなく介護者に焦点をあてる。精神科臨床では介護者の精神的ケアも重要である。健康な介護者の存在は治療の成否に関わる一方、しばしば介護者自身が抑うつなどを呈して受診したり、そのことで患者の治療が混乱したりすることがあるからである。[4・5・9・11・20] これまでの病誌的検討でゲーテは、躁うつ病説が定着している。[10・13] 一方、彼の介護者だった妻クリスティアーネの病誌は少ない。この原因の一つに、クリスティアーネの生涯が一次資料から正当に評価されるようになったのが、ようやく一九九〇年代からという事情が関連しているだろう。[2・6] さらにクリスティアーネが基本的に精神的に健康だったと考えられていたために、病誌的な関心が向けられてこなかったと考えられる。しかし、精神的負荷が十分にかかっていたと考えられる環境で、どのように健康を保ったかは臨床的に重要な知見となる。クリスティアーネは躁うつ病だったゲーテにとって、どのような存在で、どのように自身の健康を維持したのであろうか。

I　クリスティアーネ・ヴルピウスとゲーテの生涯[1・2・12]

一七六五年六月一日、クリスティアーネはヴァイマル公国で生まれた。父方は代々牧師の家柄で父親は宮廷司書、母方は生産販売業を営む裕福な家庭出身の市民だった。[2・19] ヴルピウス家は、三人の子供と父親の未婚の姉妹二人をかかえた大所帯だったにもかかわらず、クリスティアーネの父親の給料はわずかで、貧しい生活を送っていた。少女時代のクリスティアーネは私塾で教育を受けたらしい。[2] 兄のクリスティアンはギムナジウムに通い、妹と終生仲が良く、二人で文学や演劇の話をしていたという。少女時代のクリスティアーネは〝とてもかわいく親切なよく働く女の子で、リンゴのような丸顔をして血色がよく、黒い瞳がきらきら輝いていた。唇は少しふくよかでさくらんぼのように赤く、よく笑うので美しい白い歯がみえて、栗色の豊かな巻き毛は額と首筋にかかっていた〟という。[19・25]

一七八二年（十七歳時）、父親が横領容疑で投獄される。この時に父親の減刑のために行動を起こしたのはクリスティアーネ一人だった。釈放後、父親は失職し、妹と実母の死去、父親の再婚、義母の病気で一家の困窮は切迫する。このためクリスティアーネは、当時開設された女性だけを雇用する造花工場で働くようになる。当時、女性が外で働くことははしたないとされていたが、彼女は喜んでドレスや帽子につける造花をつくっていたという。

一七八六年（二十一歳時）に父親が死去し、芸術家志望だった兄は出版社と契約するために旅に出る。兄は法学学位を持っていたことから、同時に宮廷での仕事を嘆願する書簡をクリスティアーネに託していた。ところでこのころのゲーテは、官僚として挫折体験を抱えイタリアに出奔し、情熱的な恋愛を経験していた。

一七八八年七月十二日。二十三歳のクリスティアーネは同年に帰国していたゲーテ邸へ出向いた。彼女はゲーテを見つけると堂々とした、しかし礼節を保った態度で、兄の書簡を手渡したのだった。三十九歳のゲーテはクリスティアーネを一目で気に入り、その日のうちに愛人にした。なお当時の二十三歳の女性は、結婚適齢期を過ぎていると考えられていた。(19)

しばらく二人の関係は隠されていたが、同年秋にはヴァイマルで噂になり始める。このことにもっとも反応したのはシャルロッテ・フォン・シュタイン夫人だった。彼女は冷え切った夫婦関係の不満の癒しをゲーテに求めていた。約十年間続いた二人の関係は、ゲーテにとって夫人は宮廷愛的貴婦人、夫人にとって彼は理想的男性に教育する若者で、あくまでプラトニックな性質のものだった。夫人はゲーテを許さず、クリスティアーネを尻軽女、売春婦と呼び続けた。この侮蔑的振る舞いは当時のヴァイマル公国の上流階級では当然のことだった。ただし、ゲーテにとってクリスティアーネは単なる愛人ではなかった。というのも、当時の上流階級男性は、愛人を戸籍上の親戚にしたり、女中などの適当な役職をつけて住まわせたりするなど様々な方法をとることができた。しかし、彼は体面を取り繕うことをせず、クリスティアーネと堂々と同居した。*1 クリスティアーネは共に住むことを許された彼女の叔母と勤勉に家事をこなし、生活環境を整え、生活の雑事からゲーテを開放して創作活動に集中できるようにした。一方で彼女はゲーテにただ従順だったわけではなく、またゲーテもそれを肯定する手紙を残している。(2)

一七八九年（二十四歳時）、クリスティアーネは妊娠し、一七八九年十二月二十五日、息子アウグストが生まれる。その後十三年間でクリスティアーネは四人の子供を四～五年おきに出産するが、アウグストを除く全員が死産か数日で死亡している。

一七九〇年（二十五歳時）、公務でゲーテはイタリアに再び旅立つが、この旅行でゲーテはクリスティアーネと息子がどれだけ自身にとって大切な存在かを思い知らされた。ゲーテはクリスティアーネに、情熱的で他の誰にも見せたことのないリラックスした調子の内容で、手紙を大量に送っている。(2) 一七九三年（二十八歳時）、ゲーテはクリスティアーネの存在を母親カタリーナに伝えた。母親はクリスティアーネの素性

*1　ダム(2)はゲーテの同居の意味を、フランス革命に傾倒していた彼のある種の実験、自由な生き方をするという意志表明だったと指摘している。一方、クレスマン(12)は二人が互いに上流階級からかばいあっていた可能性を指摘している。もともとゲーテは市民階級の出であり（父方は代々蹄鉄工や仕立屋で、父親が旅館主人となって蓄財して法学学位を購入して持っていた。母方は法律家などを輩出、特に祖父はフランクフルト終身市長だったが、(19,22)決して高い家柄ではない）(19)、ヴァイマル公国着任時も、当初は周囲もお手並み拝見という反応だったらしい。(2) 嫉妬と権謀術数が日常的な上流階級の中を、己の能力だけを頼りに生きてきたゲーテにとって、本来の自分を見せることができる存在はクリスティアーネだけだったのだろう。そして、上流階級の夫人の愛人でもあった彼は、もう一人の自分の姿を彼女に見ていたのかもしれない。

については触れずに素直に喜んでいたという。

一七九四年（二十九歳時）からゲーテはシラーと強い友情で結ばれ、シラー家に入りびたるようになった。イエーナに何週間もいるゲーテに対してクリスティアーネは孤独感から不満を強め、この期間は二人にとって危機的状況だった。しかし、ゲーテは創作活動にクリスティアーネを参加させるようになり、さらに未亡人年金を確保し、遺言書をわざわざ作成して彼女と息子を相続人に指定した。一七九七年（三十二歳時）、ゲーテはクリスティアーネを初めて母親と会わせることにした。明朗で底意のない気質が似ていた二人は意気投合し、以後、多くの書簡が交わされた。ところが、ゲーテはシラーのいるイエーナに再び戻ってしまい、クリスティアーネは〝私は不愉快で仕方がありません〟という手紙を幾度か送るようになった。同年十一月、二人は改めて話しあい、愛情だけで結ばれる関係から創作活動のために共同作業する関係へ変わったことを確認し、この後からクリスティアーネの愚痴めいた手紙はなくなる。ダム[2]はこの時に二人は〝実質的に結婚した〟と指摘している。

一八〇〇年（三十五歳時）、ゲーテはクリスティアーネを連れてライプチッヒを旅行する。そこで初めて彼女は〈ゲーテ夫人〉として扱われたのだった。この後に彼女は「私は（略）わが道をいき、家政を立派に司り、夫を愛し、子供をよろこびにし」「ヴァイマルの人々はどうぞご勝手になさって」と決然とした発言を残している。

一八〇一年（三十六歳時）から二十四歳の医師ニコラス・マイヤーがゲーテ邸にしばしば訪れるようになる。クリスティアーネとマイヤーは気があい、以後、十年以上文通が続き、クリスティアーネは夫への手紙では明るく振る舞っているが、マイヤーへの手紙では落ち着いた別人のような文章で心情を記していた。[2]一八〇二年五月（三十七歳時）、妊娠で体調がすぐれなくなり、同年十二月に出産したが乳児はすぐに死亡し、彼女は一人悲嘆に暮れていた。そこでゲーテがバート・ラウホュテットへの湯治を勧めると、彼女は瞬く間に元気を取り戻した。〝恋の冒険〟〝ダンス〟に興じ〝人生が始まった気がしています〟〝当地では私にとても丁寧にしてくださいます〟と喜びに満ちた手紙をゲーテに書き送り、ゲーテは男性のことを記した彼女の手紙に対し、嫉妬を隠さない返事を送っている。

その後、ヴァイマルに戻ると、ゲーテは奥の自室で秘書と仕事に没頭し、クリスティアーネは自分の友人をもてなすか、読書をして過ごすという日常生活に戻った。[11] 彼女はショーペンハウアー夫人主催のサロンに出入りできたが、当時、低い身分とされた俳優たちや幼馴染の友人たちとの交流を続けていた。[11]

一八〇六年十月十四日、イエーナ・アウエルシュタット戦でプロイセン軍が敗走しヴァイマルが混乱している中、ゲーテ宅に侵入したフランス兵をクリスティアーネが追い返してゲーテを救うという事件があった。その後の十月十九日（四十一歳、ゲーテ五十七歳）、とうとうゲーテは婚姻届を出した。彼がなぜ長い内縁関係に終止符を打ったのか理由は不明だが、フランス兵の一件でクリスティアーネの働きに心を打たれたからという説が一般的なようである。[2・12]＊2 なお、式は二人だけで行われた。

一八〇八年九月十三日（四十三歳時）、ゲーテの母が七十八歳で死去。クリスティアーネは即座に一人で遺産相続の手続きを正確にこなし、周囲から手際のよさを称賛された。また、この頃劇場監督でもあったゲーテは、運営についてしばしば現場と衝突した。その際、俳優たちの心情や実情を知り尽くしたクリスティアーネが仲介して事態を収めることがあった。この年の十二月から、ゲーテはクリスティアーネのことを公然と〝私の妻〟と呼ぶようになる。[12]

しかし、一八一〇年（四十五歳時）以降は、二人の関係がまたも変化した時期だった。ゲーテは創作と同時に多くの女性たちと恋愛を楽しみ、そのことをクリスティアーネに隠さなかった。クリスティアーネは手紙の上では寛大だったが、自宅ではしばしば泣いていたという。一方でクリスティアーネは、ナポレオン戦争でヴァイマルを通過した将校たちの世話をし、それ以外の時間は趣味のダンス、観劇、舞踏会などに参加

＊2 他に、若いころの恋愛経験からゲーテは結婚を束縛と考え決意が遅れたという指摘、[2・12] 息子を正式な嫡出子にするという意図があったという指摘もある。[2] ただし、後者については、当時すでにアウグストは認知されていたことから否定できるだろう。ダムはゲーテが結婚指環に十月十四日、すなわちナポレオンが会戦で勝利した日を刻印したことを重視し、新秩序への期待と自らも新しい世界へ移るという決意表明としての結婚だったのではないかと述べている。[2] 石井は、結婚という外形をとっているが、ゲーテがクリスティアーネを女性としてというより人として認めたことを証立てたかったのではないかと指摘している。[7] 筆者は石井説がもっとも説得力があると考える。

して彼女なりに活動的な生活を過ごしていた。二人は、機会があれば旅行に出かけ、クリスティアーネが交友関係でトラブルに巻き込まれるとゲーテは妻をかばった。一八一三年（四十八歳時）は出会いから二十五周年で、六十四歳の夫は鉛筆で書いた詩を妻に送っている。(14)

一八一五年一月（四十九歳時）、クリスティアーネは脳卒中で倒れ、二月には痙攣発作を起こした。彼女は記憶力障害と軽度の麻痺症状を抱えたが、日常生活のリズムは崩さずに家事をこなしていたという。一方のゲーテは妻の病気から逃げるように創作にふけり、マリアンネ・ヴィレマー夫人との恋愛に耽溺した。三十歳のヴィレマー夫人はゲーテにとって初めて出会った審美的に対等な女性だった。ゲーテは『西東詩集』を出版するが、実質的に二人の合作だったという。ゲーテにとって最初で最後の創作的絆と愛が結びついた関係は、この年の暮れに終わり、ゲーテはヴァイマルに戻る。

一八一六年に入ってからの数か月は穏やかな時間だったらしい。二人きりで昼食と散歩を楽しみ、時に観劇やハイキングにも出かけている。しかし、五月にクリスティアーネは再度の卒中発作に襲われる。ゲーテは死を恐れていたため、妻の病室に近づけず仕事に逃げ込んだ。*3 日中は義姉と知人がクリスティアーネに付き添ったが、夜は一人だったという。一八一六年六月六日正午、クリスティアーネは息を引き取った。享年五十一歳だった。

II クリスティアーネの気質・診断

クリスティアーネは当時、女中、家政婦、空っぽのデブ、血入りソーセージ Blustwurst、没後もトーマス・マンに〝素敵な肉体 un bel pezzo di carne〟と呼ばれ、ゲーテの〝無教養で下品な性的パートナー〟とみられていた。(2・6・12・19)*4 しかし、ゲーテと親しい上流階級、知識人たちは彼女を〝心の温かい、形式ばらない堅苦し

*3 内海(23)は同調性の特性として環境との共振があるが、逆に異質なものへの脆弱性につながると指摘している。ゲーテの病者への態度はまさに当てはまる。さらに躁うつ病者の防衛手段として、躁的防衛とナルシシズム的撤退を指摘しているが(23)、ゲーテが己の創作世界に引きこもったのはナルシシズム的撤退であろう。

*4 本邦で一九四一年に『父親としてのゲーテ』(16)という著

くない人〟〝控えめで好ましい〟〝（落ち込みがちなゲーテは）彼女の明るい、生活を楽しむ気質によって元気づけられ（略）結婚生活は満ち足りている（略）ゲーテは公の場でも妻に敬意を払い（略）彼女はとても楽しそうにしゃべるので（彼女と話すのが）楽しみ〟〝人の悪口を言わず（略）素朴で明るい、ごく自然な知性がゲーテの関心を惹きつけるのだと納得した〟と評している。[2・4・12]

伝記では、クリスティアーネの性質は以下のようにまとめられている。[2・12] 控えめで見栄をはらず、分をわきまえ、堅実だった。勤勉で、清潔、整頓に努め、管理能力に優れていた。他人に対して偏見をもたずに自然に接し、円満で、日常的な暮らしに喜びを見出し、いるだけでその場を明るくして人生を楽しむすべを知っていた。[2・12・19・24] さらに、夫が長く留守にしても耐えられ、旅行の帰りに別行動の際は、懐に拳銃を隠し持って行動するなど自立心をもっていた。[11・24] ただし、彼女は他者からの承認も重要で、[2] ゲーテは繰り返し彼女の実務能力を褒めているが、それは彼女にとって大きな原動力になった。[2]

彼女にはいわゆる教養は欠けていたかもしれない。しかし、生活の知恵と賢明さがあった。ある夫人はそれを〝明るい知性 heller Verstand をもつ〟と表現している。[12] さらに〝（ゲーテが）ある問題に取り組み、考えがあまりに入り乱れてくると、考え過ぎて収拾がつかなくなることがあり、そういうときに彼女のところに行って、わかりやすくその問題をもちだすと（略）いつもすぐさま適切なものを見つけ出すことができた〟という証言もあった。[12] 西山[19]やダム[2]はクリスティアーネの手紙の文章から、女性性を肯定的に活き活きと描写する表現力に驚嘆し、〝当時としては異例〟と高く評価している。*5 彼らは微笑ましいことに隠語で手紙を交換し、時にあけすけな造語もあった。また、ゲーテ自身は彼女を〝自分と考え方と行動の仕方が同じ〟で、〝自分の本質を諦めず、自分のままであり続けた〟〝自然人〟と表現していた。[2]

クリスティアーネは、勤勉で整理や秩序を重んじ、他者への配慮を欠かさない点など循環気質[10]的な側面を有していたと考えられるが、ゲーテが彼女のことを〝自然人〟と述べていたことは注目すべきだろう。彼女

作が出ている。まだトーマス・マン、ロマン・ロランなどクリスティアーネを侮蔑的に批判した大作家が存命中の時期である。同書はクリスティアーネを好意的に取り上げており、引用する文献も〝シュタイン夫人に近い立場からの著作なので注意が必要〟など慎重な態度をとっている。本格的に太平洋戦争に突入する直前の日本の学問的なレベルの高さを感じさせる。

＊5 たとえば〝睦みあいのとき Schlampamps-Stündchen〟[2]、おなかの子を〝鬼っこちゃん Pfuiteufelchen〟、お互いや気に入った異性を〝いい人 Äugelchen〟、そしてゲーテの〝偉大な足閣下 Herr von Schönfuss〟と〝おしゃべりと愛撫の時間 Schlampampsstündchen〟[12・17]を過ごすなどである。

の生涯をみると、遠慮しつつも感情表現ははっきりしており、抽象的なものよりも現実的で日常的なことに関心と好奇心を持っていた。(26) さらに、熱中しやすく、行動力をもち、ダンスを愛好する運動性があることを考慮に入れると、中心気質的な面がより強かったと考えられる。

Ⅲ　クリスティアーネのしたこと——自分の気質を十全に活かすこと

ゲーテにとってクリスティアーネが献身的な妻であったことは間違いない。彼が創作に集中するため、彼女はほとんど不平を言わずに家庭の雑事をすべて引き受け、努めて明るく振る舞い、彼の身勝手な振る舞いや不機嫌な気分変調を受け流し、ほぼ一人で息子を育て上げ、彼の邪魔にならないように行動した。では、躁うつ病と考えられるゲーテの介護者として、クリティアーネはどのように評価できるだろうか。

躁うつ病患者の介護に関する報告は少なく、(8) 心理教育の重要性が指摘されている程度である。(3・8・15) 酒井は、躁うつ病患者の家族の対応について国内外の文献の総説を発表しているが、患者の状態判断に自信をもてず多くの介護家族が孤独感を抱えているという。さらに、患者や自身の感情に焦点をあてた対応は疲弊するので、(18) 介護者の多くは問題解決に焦点をあてた対処行動をとっていることが指摘されている。(21)＊6 また精神疾患一般の介護に関する報告でも、社会的・家族からのサポート不足による孤立、患者に過剰に巻き込まれることが介護者の疲弊を招くと指摘されている。(4・5・9・11・20)

クリスティアーネはゲーテの〈症状〉すなわち不機嫌さなどを無理にコントロールしようとせず、夫の自由にさせていた。さらに彼女は気分を発散して不快なことを忘れる情緒的対処だけでなく、ゲーテの劇場問題で悩んでいる時などは、何が解決を阻んでいるかを自分なりに考えて行動する問題解決型の対処も行っていた。また、ゲーテのケアをする一方で、ダンス、観劇などの自分だけの気晴らしを持ち、過剰な自己犠牲

＊6　感情焦点型対処とは感情の調整や気分の発散による対処行動で、問題解決型は問題に関する情報を集め現実的解決策を探る対処行動のことである。(20)

に陥らなかった。さらに兄や叔母、ゲーテの母親、マイヤー医師など多くの知人をつくり、孤独になることを巧みに避けた。そして、当時はおそらく芸術家気質と考えられて病人扱いされていなかったゲーテを[*7]、「旦那様はうつ／心気症 Hypochodorie で（略）あの方は病気なのですから、私はどんなことでも嫌がらずにいたします」[(2)]と、夫に対して敬意を抱きつつ、あっさりと病人としてみていた。以上は、先に述べた介護者の健康維持に関する文献で指摘されていた点と合致している。他にもクリスティアーネの生涯から介護者の健康維持のヒントを見出すことができる。

一点は、自分だけの趣味や時間をもつだけではなく、別の形でもゲーテと心理的距離を取っていたことである。クリスティアーネはゲーテに敬意を抱きつつ、彼の俗っぽさだけは皮肉めいた視線で眺めていた。[(2)]たとえば、宮廷で恭しく振る舞うゲーテを、彼女は滑稽に思っていたらしい。[(2)]根っからの循環気質で世俗的成功を好むゲーテと、基本的に中心気質で日常的で自然なものを好むクリスティアーネの間でわずかな価値観のずれがあり、ゲーテが演劇や著作で酷評されたり宮廷内の出来事で落ち込んだりしても、成功や評判に価値を置かないクリスティアーネは、彼の精神状態に影響されなかった。

もう一点が、彼女が元来もっていた他者配慮性を別の形で活かすことである。ダム[(2)]はクリスティアーネが、身分の低いものたちの代母になったり、結婚式や子の誕生に立ち会ったり、一緒に死を悲しむ、あるいは他の者に忘れられていた誕生日を祝ってやるなどを楽しみ、とりわけゲーテが気難しい――つまり抑うつ的な――時ほど、それらが大きな息抜きになっただろうと指摘している。彼女の気質である他者配慮性から、夫の役にたつことが最上の喜びではあっただろうが、時としてそれが負担になることもあったと考えられる。そのような際にクリスティアーネは、より負担の少ないケアをゲーテ以外の他者に行うことで、自分の気質、本来の生き方を活かしたのである。

クリスティアーネの生き方を本書のこれまでの議論でまとめるなら、彼女は自分の此性が示すありようか

*7　もちろん、精神的不調に気づいた者が地位の違いから遠慮していた可能性もあろう。いずれにせよ、当時、はっきり病気と言い切ったのはクリスティアーネだけと思われる。

ら逸れない一貫した生き方をし、ライフステージや置かれた立場に臨機応変に対応し、自身の生活を活き活きと変えていったといえる。つまり、クリスティアーネは見事なまでに此的螺旋性の運動を維持し続けたのである。

偉大なゲーテを支えた、クリスティアーネ・フォン・ゲーテ夫人の生涯は、精神疾患の患者を抱えた家族がいかに燃え尽きを回避して、ケアを続けるかという点で参考になる。

そして、私たち治療者はともすると当人や家族関係の病理に注目しがちだが、彼らの気質に留意し、それを十全に活かすことのできる環境にすることを考えることが、重要な治療的介入になると肝に銘じるべきであろう。

女性として、あるいは妻としての立場から貴重なコメントをくださった早稲田大学保健管理センター・石井映美先生、筑波大学医学医療系精神医学・袖山紀子先生、渡部衣美先生、茨城県立こころの医療センター小松崎智恵先生、石崎病院・野尻美流先生、そしてもっとも辛口のコメントを与えてくれた妻直美、皆様方に深謝いたします。

文　献

（1）Boerner, P.: Johann Wolfgang Von Goethe. Rowohlt Taschenbuch, Hamburg, 1964（桜井正寅訳『ゲーテ』理想社、一九七七年）
（2）Damm, S.: Christiane und Goethe. Insel, Frankfurt a. M., 1998（西山力也訳『クリスティアーネとゲーテ　詩人と生き

た女性の記録』法政大学出版局、二〇一一年）
（3）原淳夫、渡辺昌裕「躁うつ病患者家族への介護指導」（『総合臨床』46、二〇一一～二〇一二頁、一九九七年）
（4）原田小夜、山根寛「在宅高齢精神障碍者ケアのホームヘルパーの支援困難感の構造」（『訪問看護と介護』18、一五一～一五五頁、二〇一三年）
（5）林裕栄「精神障碍者の生活を支援するホームヘルパーの思いの構造」（『日本在宅ケア学会誌』13、四六～五三頁、二〇〇九年）
（6）石原あえか「「ゲーテの妻」再発見：クリスティアーネ研究史と最近の研究動向」（『慶應義塾大学日吉紀要』ドイツ語学・文学36、一～一九頁、二〇〇三年）
（7）石井映美先生　私信、二〇一八年
（8）Justo L.P., Soares, B.G., Calil H.M.: Family intervention for bipolar disorder. Cochrane database of systematic reviews. 2007; CD005167
（9）蔭山正子「家族は精神障碍者をケアする経験の過程―国内外の文献レビューに基づく共通段階―」（『日本看護学会誌』32、六三～七〇頁、二〇一二年）
（10）Kretschmer, E.: Genniale Menschen. Springer, Heidelberg, 1958（内村祐之訳『天才の心理学』岩波書店、一九八二年）
（11）Kimura, H., Tamoto, T., Kanzaki, N. et al.: Burnout and Characteristics of Mental Health of Caregivers of Elderly Dementia Patients. J Rural Med. 6: 47-53,2011
（12）Klessmann, E.: CHRISTIANE Goethes Geliebte und Gefährtin. Artemis, Zürich, 1992（重原真知子訳『ゲーテが愛した妻　クリスティアーネ』あむすく、一九九八年）
（13）越野好文「双極性障害の病跡学」（『臨床精神医学』35、一四二三～一四二六、二〇〇六年）
（14）栗花落和彦「ゲーテの結婚―詩《朝の嘆き》と《訪れ》を巡って―」（『島根医科大学紀要』22、一～一四頁、一九九九年）
（15）Milklowitz, D.J., George, E.L., Richards, J.A. et al.: A randomized study of family-focused psychoeducation and pharmacotherapy in the outpatient management of bipolar disorder. Arch Gen Psychiatry 60: 904-912, 2003
（16）三井光弥『父親としてのゲーテ』（第一書房、一九四一年）
（17）Müller, M.: Goethes merkwürdige Wörter. Ein Lexikon. Wissenschaftliche Buchgesellschaft, Darmstadt, 1999

（18）Nakamura, J., Nakamura, K., Kitabayashi, Y. et al. Relationships among burnout, coping style and personality: Study of Japanese professional caregivers for elderly. Psychiatr Clin Neurosci 62:174-176, 2008
（19）西山力也「クリスティアーネ・ヴルピウス覚書—ゲーテとの出会いまで—」（『日本女子大学紀要』文学部 53、二一～四六頁、二〇〇四年）
（20）小野寺敦志「介護リーダーが燃え尽きないために」（『ふれあいケア』18、二四～二六頁、二〇一二年）
（21）酒井佳永「双極性障害患者を介護する家族が体験する介護負担に関する文献的研究」（『跡見学園女子大学文学部臨床心理学科紀要』1、一〇七～一一九頁、二〇一三年）
（22）高橋正雄「Great Grandfather —偉大なる祖父—（第２報）」（『病跡誌』39、七五～七八頁、一九九〇年）
（23）内海健「双極性障害と創造性」（『臨床精神医学』46、三〇七～三一五頁、二〇一七年）
（24）Weissensteiner, F.: Die Frauen der Genies. Franz Deuticke, Vienna, Frankfurt a.M., 2001（山下丈訳『天才に尽くした女たち』阪急コミュニケーション、五五～九九頁、二〇〇四年）
（25）Witte, B., Buck, T., Dahnke, H.D., et al(hg).: Goethe Handbuch Bände 4/1, Metzler, Stuttgart und Weimar, 1998
（26）安永浩「「中心気質」という概念について」（『安永浩コレクション（内海健編）』ライフメディコム、一四五～一四九頁、二〇一四年）

第七章　面接で交わされる対話はどのようなものか

モーリス・ブランショ『終わりなき対話』を読む

精神科臨床で行われる対話について、これまで、傾聴、受容、共感、治療構造など技法的側面の重要性が強調されてきた。[1・19−22・33・37・38]しかし、ある特定理論に基づいているものを除けば、対話そのものの意味に注目している論考は意外に少ない。神田橋[20]は、自らの実践を対話精神療法と命名した時期に、精神科での対話は、治療者患者と異なる次元の第三項として、患者の抱えている課題を扱うことが特徴と述べている。[20]加藤は無条件の歓待を治療者の構えとして重要であると論じ、[21・22]飯森[19]や内海[38]は精神科面接での言葉のもつ意味あいが日常と異なる点を指摘した。ほかにも、精神科での対話は相互活性的場と考えられるという巽の論考もある。[33]ベネディッティ[1]は、精神科の対話は〝相互の語らい〟〝愛のこもった対面〟〝真の相互的関係性〟が必要で、これらが治療的要因になると述べた。

しかし、普段、本邦で行われている精神科面接に、〈無条件の〉〈真の〉〈愛の〉〈相互性〉などいささか理想的な言葉があてはまるとは思えない。内海[37]は完全なコミュニケーションの不可能性を前提にして、治療者の発言の行為遂行性やフィクション性を指摘し、面接の治療効果は byproduct なものに過ぎないと述べている。この議論はラカン[26]の〝精神分析治療の副作用としての治癒〟を想起させるが、内海の議論はよりラディ

カルであり、そもそも治療者の発言自体がフィクショナルなのだという。(37)

本章では、日常的に行われている支持的な精神科面接における対話について、対話に関して独特な思考を展開したモーリス・ブランショの議論を参照して検討する。なお本章と次章は、郷原によるモーリス・ブランショに関する著書、論文に依っている。(16—18)

I　モーリス・ブランショの生涯(3)

ブランショは、一九〇七年九月二十二日、フランスのソーヌ・エ・ロワールにあるカンで、四人兄弟ジョルジュ、マルグリット、ルネに続く末っ子として生まれた。ブルゴーニュ地域圏に属し古い町並みの残る同地で、母方の遺産として広大な農地と美しい大きな館がある中で幼少期を過ごした。彼の幼年期について詳しいことはわからないが、父親から十分な古典的教育を受けたという。兄ジョルジュは後年、ドイツ語教授資格をもち、姉マルグリットはオルガン奏者、ルネは建築家となり、彼らは晩年まで仲がよかった。ブランショは十六歳でストラスブール大学に入学し哲学とドイツ語を学び始めた。

このころブランショにとって大きな出来事があった。腹部疾患で手術を受け、その際、輸血ミスで後遺症に終生悩まされるようになったのである。以後、ブランショは、喘息、胸膜炎、結核などに罹患し、慢性的なめまい、閉所恐怖症、疲労感、不眠に悩まされ続けた。一言でいえば神経症的だった。ブランショは在学中に、サンタンヌ病院で精神医学を学んでいるが、彼自身の精神状態がこの選択に影響しているかもしれない。

ストラスブール大学でブランショは、終生の友となるレヴィナスと出会った。その時のブランショの印象をレヴィナスは、「彼がどんなふうな人だったかを描写するのは困難です。際立った知性と同時に貴族意識の持ち主だったという印象」[30]があり、「彼は内面的な意味でずいぶん変化しましたが（略）オポルチュニスム（日和見主義）とは完全に無縁な人」[30]だったと、後年、述べている。また別の証言では、神秘的、安定した気性、おだやか、礼儀正しいとされ、一方で大胆、ユーモラスともいわれている。[3]

彼は大学在学中から〝精神の革命〟を目指して政治評論を書き始めるようになる。マルキシズムを嫌い、激烈な調子でナショナリズムを煽る文章を右派雑誌に書き連ねていたが、一貫して反ナチズムだった。しかし、一九三〇年代後半から、徐々に政治的立場が分派し複雑化していき、ブランショは政治活動に幻滅を覚えるようになった。そして政治評論から距離を取り始める。かわりに彼の関心は文学に移行し、『究極の言葉』『死の宣告』『牧歌』『謎の男トマ』などの作品を長い時間をかけて執筆するようになっていた。

一九四〇年にナチスがフランスに侵攻するとブランショはレジスタンス活動に参加するようになった。再び政治的活動を始めたブランショは、ヴィシー政府に依拠した組織に所属する。これは、ヴィシー政府の内部に入り込んで、中から反旗を翻すことが狙いだったらしいが、この試みは失敗する。この間に、もう一人の畏友バタイユと出会っている。

終戦後から一九五〇年代までは文学評論に軸足を移しつつ小説の執筆を続け、『文学空間』『来るべき書物』などの文学評論と、『至高者』『白日の狂気』『望みのときに』『私についてこなかった男』などの小説を発表する。このころの彼の様子は〝透き通るような脆弱な外観（略）髪は薄く、顔は青ざめ、べっこうの薄いメガネをかけ、色彩の乏しい瞳で、よく通る澄んだ声をした〟〝自分にだけわかる暗号で印をつけた、難解な物語を書いていた〟と記されている。[32]また、一九五五年に反・ド＝ゴール運動、一九六〇年にはアルジェリア戦争反対運動、一九六八年の五月革命に参加していた。ただし目立たないように振る舞っていたという。

その後は兄夫婦宅で身を潜めるように生活し、彼の思想的な総括ともいえる『終わりなき対話』を出版する。最晩年は、『友愛』『死の瞬間』など、自伝的要素が濃厚な評論や小説めいた短編を断続的に発表した。長い間、〝見えない〟評論家、作家として過ごしたブランショは、二〇〇三年二月二〇日、死去した。

II　ブランショの気質

ブランショの生涯を概観すると、青年期ごろから神経症的だったといえるが、明らかな精神疾患に罹患していた可能性は低い。また幼少期の情報も不足していることから発達障害圏かどうかの判断も保留にし、ある程度横断的な検討が可能な気質で考えることにする。

彼は若いころから落ち着いていて、気分は安定し、無口で物静か、しかし時に大胆になると評されていた。一九四四年ころから文通のみの関係とはいえブランショの〝精神的恋人〟だったドゥニーズ・ロランは〝ムイシュキン公爵ほどブランショに似ている人物はいない〟と記し、彼のことを白痴と呼んでいた。[3] ロランとの文通は彼女の死まで続いたが、ブランショは生涯独身だった。また成人してからは仲間内で〝ブランショほど知的にまた道徳的に変わった人物はほとんどいない〟と語られていたという。[31]

さらに表面的には政治的に転向したといわれるが、[3・27・31] フランスを愛していたこと、反共産主義だったこと、反ナチズムだったという点では、実は首尾一貫していた。[3・31] ブランショが最終的に求めたのは友愛でつながる共産主義とは異なった次元の共同体主義 communism だった。[11]

内田[35]はメールマン[27]の論述を参照しながら、ブランショの政治的活動の根本にあるのは人民戦線対王党派のような政治的なものというより、低俗な者対高貴な者という人間的価値の位階差に帰着していたのではないかと指摘している。さらに文体もあくまでも戦術として激しさを選んでいたのではないかと述べている。ブランショは泥臭い人間関係の中で様々な思惑が絡み合う政治とは異なる次元で、彼が信じる人間観に基づいて頑固なまでに一貫して[24]行動していた。ただし、ブランショの抽象性や観念的な点が特徴の著作は、実は自伝的要素が濃厚であるという説[3]や、実際の行動は政治的だったとの指摘[*1]がある。

晩年のブランショに接した鈴木[32]は、彼の様子を以下のように記している。〝会議の席に、いつも地味な背広を無造作に着込んだ痩せて長身の老人が控え目に座っていた。およそ目立たない老人だった（略）会議中につかみあわんばかりの口論（があったとしても）（略）老人は至って口数が少なく、たまに発言するときは少しかすれた小さな声で、ゆっくりと言葉を噛み締めるようにしてしゃべるのが特徴で（略）冷静さを失わない智慧者が紛れ込んだといった有様だった。それでいて彼の口調には、内心に激しい否定や苛立ちを潜めていることがにじみ出て〟いた。

ブランショは若い時から内面の理解が難しい人物で、特に青年期以後は孤高の人として容易に他人を寄せ付けない雰囲気をもっていた。さらに恋人から空虚さと表現された感情の起伏の欠如——これは鈍感さにあたるだろう——あるいは仲間内での変わった人という評価などから、クレッチマー[24]の統合失調気質に該当すると考えられる。ブランショは政治活動を行いながらも、生涯を通じて表舞台に出ることを嫌い、彼の写真はわずかしかない。またブランショの文章は、〝わかる人にしかわからない〟内容だった。[35]この孤高さ、本質主義、論理性を重んじる点も、[24]いかにも統合失調気質者らしい。

ブランショは若いころから吸収していた思想や文学の影響だけでなく、その気質によって、独自の対話論を提示するに至ったと考えられる。その集大成といえる著作から精神科面接における対話について考えたい。

Ⅲ 『終わりなき対話　L'entretien infini』

一九五〇年代までのブランショは書くことと文学の関係を徹底的に考察したが、六〇年代にはレヴィナス

＊1　J＝L・ナンシーがごく短いブランショ論を発表し、その際にディオニス・マスコロとの書簡を紹介して、ブランショの政治への並々ならぬ情熱を論じている（Nancy, J-L.: Maurice Blanchot. Galilée, 2011〔安原伸一郎訳『モーリス・ブランショ』水声社、二〇二〇年〕）。

の著作や、精神分析理論の影響で、話すことへ関心を移した。[18] 五〇年代まで dialogue という言葉を用いていたブランショは、dialogue を言葉の相互性や平等性に基づいた対称的なもので差異性が欠けていると指摘するに至る。[17] 差異性の欠けた言葉の交換は実態としては monologue に過ぎず、[28] ブランショは dialogue を否定的な意味で使うようになった。こうして一九六九年に発表された彼の代表作の一つである『終わりなき対話 L'entretien infini』で、ブランショは dialogue ではなく entretien としての対話という概念を展開するようになる。

同書冒頭に掲載される、同じタイトルをもつテクストは、[6] その対話のありかたを示した一種のマニフェストともいえるものである。それを一部抜粋していく。

まず二人の〝彼〟が登場する。一人が部屋で待っていたらしい、もう一人のもとに訪れるところからエピソードは始まる。対話は、どちらの発言か最後まで明確にされず、双方が意見を同じくする瞬間もない。たとえば、

「とても疲れていると感じているのですか？」――「ええ、疲れている」[6]

などの単純な同意はあっても、何かについて意見を同じくすることは、この対話では行われない。そして、すれ違いをみせる。

「来ていただきたいとお願いしたけど……」彼は一瞬言いよどむ。「覚えていますか、事情がどんなふうだったかを？」話し相手のほうも考え込む。「とてもよく覚えていますよ」「ああ、それは好都合だ。ぼくのほうが言い出してこの対話を始めることになったのかどうか、本当は、あまりはっきりしなかった」

――「でも、そうじゃないとしたら、どうしてぼくは来ただろう?」――「友愛がきみを送りだしたのかもしれない」彼はまた考えこむ。「きみに手紙を書いた、そうだったね?」――「何度も何度も」――「でも電話でも呼ばなかったかしら?」――「もちろん、何度も」(6)

対話者が訪れた理由が友愛からなのか、手紙が着いたからなのか、電話がきたためなのか明確にされない。話者二人の対話は、いつの間にか三人称の〝彼〟と一人称の〝私〟、さらに二人称の〝お前〟で記述され、直接話法と間接話法が混在してゆく。

彼は私に話したいとねがっていたが、言うことは何も見つからなかった。彼はその疲労をほのめかし、それからどうか質問をして欲しいと私に頼んだ。しかし驚いたことに、私は自分が質問の仕方を忘れていることを認めねばならなかった。(6)

つまりお前は知っているのだ、言葉がその間途絶えるようなあれらの中断についてお前が話をするとき、お前はそれらの話をし、ただちにそれらを復原［表記ママ］する、いやただちにどころか、言説の途絶えざる力に先立ってさえ、それらを復原するのだ。(6)

その後、テーマが疲労、友愛、中性的なもの le neutre に絞られていくように読めるが、はっきりしない難解な議論が続き、〝彼〟〝私〟〝お前〟と人称が定まらないまま結論に向かうことなく、唐突にテクストは閉じられる。

いったいどうやって、彼は言説の中断をのぞむに至ったのか。しかもその中断は、正当な間合、会話の交互性を許す間合、好意に充ちた、知的な間合、あるいは二人の対話者がそれぞれたがいの岸辺から、伝達すべき自己の権利を測定するときの尺度となる美しい期待ではない。いや、そういうものではない、ましてや、峻厳な沈黙、可見の事物の暗黙の言葉、不可見の事物の慎みでもない。彼がのぞんでいたのは、まったくちがうもの、冷ややかな中断、円の切れ目であった。そして、たちまちそれは訪れたのだった。心臓は打つのを止め、語りゆく永遠の推進の歩みを停めて。[6]

Ⅳ　entretien から entre-tien および amitié へ

ここで表現されている対話 entretien は、対等な関係性や相互性、意見の一致、合意、止揚が目的とされていない。[3・7・8・16・17] この対話でブランショが最も注目するのは話者たちの間にある裂け目であり、[16・17] いわゆる会話 dialogue というより複式の言語である。[7] しかし、二人の対話者の言葉が無関係に並びおかれ、孤立して言葉を羅列しているわけではない。あるテーマについて交互に語るという関係性は有している。とはいえ、結論を出すことは目標として設定されておらず、差異も解消されない。[8]

ところで entretien とは動詞 entretenir の名詞形である。この動詞は人と話すという意味であり、その代名詞である s'entretenir に対話するという意味がある。一方、そもそも entretien は保つ tenir と間 entre の合成語であることから、〈間に―保つ〉という意味になる。[3・17] ブランショは、entretien を話者の間 entre で保持していく se tien ものであり、〝ともに―あいだに―持ち支えること〟を意味すると述べている。[7] そして、間を保持した対話は未知なるものと関係をもつという。[7]

話者の間に断絶があるのならば、[6] 話者同士には何の関係性もないかといえば、そうではなく、友愛 amitié

という関係性がある。ブランショは話者の間に深淵があるからこそ、友愛があるのだと述べている。(4・17) しかし、彼のいう友愛は、情緒性を濃厚に帯びた友情や相互性と異なる、心情と精神の発露と共に緩徐に始まるもので、(5)〝純粋な間隔〟(4)〝本質的なものでわれわれに結び付けられている人がいる〟ことを〝断念するべき〟ものである。(4)

さらにブランショは、友愛を未知なるものとの関係において相手を迎え入れることであると述べている。(4) これはバンヴェニスト(2)が論じた友愛の語源と呼応する。バンヴェニストによれば、友愛 amitié の語源はギリシャ語の philia で、元来は philos 、すなわち客を歓待するという行動様式を意味していた。(2) またブランショは友愛において聴解が重要であると指摘し、(3・4) entretien を交わす話者には同じ探求運動を支えようとする決意(7)があり、両者間でそのような運動をすることに関する約束が結ばれると述べている。(7)

つまりブランショにとって対話 entretien とは、本質的な一致や同意を目指さず、裂け目を抱えたものである。その裂け目の存在ゆえに、未知なるものとも関わる。一方、断裂しつつも、対話者は友愛という関係性にある。それは、互いに慎ましさ(7)を保ちながら相手を歓待し、(16・17) さらに聞くことを意味する。そして対話者は向かい合うというよりも、同じ方を向いて何かを捜し求めることを約束するのである。

ブランショは対話における探求する運動という性質を、思考の賭け le jeu de la pensée とも表現した。(7) ブランショは思考を〝非―既知のものに身を捧げようとする決意〟(7) と述べており、わからないものによってこそ思考は駆動されると指摘する。確かに私たちは、わかっていることについてわざわざ考えようとはしないだろう。さらにブランショは、思考することを、論理的あるいは弁証法的に規則性の中で概念を操作して、概念同士をある関係性で結び付けていくこと、概念を構築することと考えていない。むしろ、二人の話者の対話の中で偶然のように何かを見出すこと(14)を思考と呼んでいるのである。そして思考のそのような在り方を、ブランショは賭け／遊び jeu と表現したと思われる。

V　臨床のほうへ

『終わりなき対話』に治療者と患者との間で行われる面談の一つの参照枠をみてとることは出来ないだろうか。臨床の対話の大半は、通常、合意に達することを繰り返しながら進むものと考えられがちである。しかし、その最終目標は、何かを教えたり真理をひき出したりすることで[7]はないし、*2 あるテーゼに対して否定的なものを対置し、それらを統合して何か真正なものに到達するような性質のものではない。*3 相手の意見を否定して行き詰まりから想起して到達する正解[34]や真理とは無縁である。むしろ臨床の対話において重要なのは、ブランショのテクストの登場人物たちのように、話者同士の話の内容に差異が生じることではないだろうか。治療者と患者の意見が常に一致しているという状況は、面接における対話が、治療者の価値観や考えの押しつけになっていないか、省みる必要がある。

単純なことだが、私たち治療者が共感したと思うことと、患者が共感してもらったと感じることは必ずしも一致しない。[15] 治療者は相手の考えのわからなさから出発して、永遠に辿り着かないであろう理解に向けて漸近線的に近づく努力を続けるしかない。相手のことがわからない、未知だからこそ、相手に確認の言葉を発し続けなければならない。[10]

また、治療者と患者に裂け目があり、合意、共感や相互理解に辿り着くことが困難だからといって、患者と無関係であるわけではない。治療者は患者のことがわからないからこそ／わからないにもかかわらず、患者を歓待し、迎え入れて、彼らの言葉に耳を傾け続けるしかない。そして、共に治癒に向かって探求することを治療者は約束する。約束は、患者との関係の維持、対話の維持、つまり言葉を保つこと tenir parole（〈約束する〉を意味する熟語である）を患者に保証するのである。そして治療者は、両者の間に裂け目があっても、患者と関わりたいと考える。それは精神科面接における倫理である。

＊2　ソクラテス的対話は精神療法の範例としてよく取り上げられる。その特徴である問い続けること、最終的な答えがないことは entretien と共通性がある。しかし、問いに答えがないことを明確にすること、そのために相手が行き詰るのを待つ点が異なる。想起説で有名な『メノン』で、ソクラテスはアニュトスの発言を繰り返し反駁し、挙句にアニュトスを怒らせてしまうシーンがある。[29] 問いがないという否定的な結論に到達することと、執拗に繰り返される反駁は、果たして治療的だろうか。

＊3　臨床の対話を弁証法とする議論もある。[23] よく臨床で経験するのは、ある反論に対して妥協案や折衷案を出すことである。たとえば「薬を飲むか飲まないか」に対し「数日様子をみて、調子が変わらなければ飲むことにしましょう」などとすることがあるが、これは妥協案であって止揚ではない。あるいは「治療者が怒っている」と思っている患者と「怒ってい

ところで、裂け目がある関係の中で交わされる言葉には、どのような特徴があるだろうか。一つは話者が相手の言葉を〈盗む voler〉[14] ことであろう。*4 しばしば経験するのは、以前に治療者が話した言葉が、あたかも患者が考えたことであるかのように患者から聞かされることである。

症例　20歳代　男性　対人恐怖症

ある面接で、父親との関係が話題になった。患者は、常に〝偉大な父親〟を賞賛するような発言を繰り返していたが、一方、「時に怒る人」で「近寄り難いところもある」とぽつりと述べた。この発言を受けて、父親のことをどこかで怖いとも思っているのではないかと控えめに尋ねると、返事はあっけないほどにあっさりとした「怒る時は怖い人」だった。

数か月後の面接で、父親がある病気で療養することになったという話題になった時、唐突に患者は「最近、やっと気がついたのだけど、どうも自分は、父親を本当は怖がっているようだ」と述べた。

この例では、治療者が投げかけた言葉が患者の中で自ら考えた言葉に変容していた。その場合、本人が考えたという形になっているので、患者の主体性は毀損されない。恐らく、同様の現象は治療者の方にも起きているだろう。対話している者同士が互いの主体性を損なわないためには、互いに時間的に差異のある形で、言葉を〈盗む〉しかない。

もう一つの特徴は、患者の言葉に耳を傾けながら、一体、どうすればいいかと考えあぐねている際、論理的に何かを導き出すのではなく、ある単語なり言葉なりが、突然、浮かび上がることである。論理的に考えた返答は[25]、どこか常識的なものに留まるが、治療者自身がなぜか思い浮かべた言葉は、偶然性に伴う治療者自身の驚きという感情をまとう。

ると感じていない」治療者の間で、「あなたは私が怒っていると思っていらっしゃるようだが、私は怒りを感じていない。むしろ、そのように感じることについて考える必要があるのではないか」と別の観点を提出することは一種の止揚であろう。しかし、このような対話はさらなる反論を導入することはない。つまり、弁証法的方法は臨床的対話の一局面ではありえても、臨床の対話全体のモデルにはならない。上原は、[36] 他者を迎え入れるには非弁証法的言語活動を模索すべきとブランショは考えていたのではないかと指摘している。患者はあくまでも歓待されるべき存在であり、そこに闘争的かつ否定的な弁証法は不釣り合いと考える。

＊4　Voler はラテン語の volāre[13] が語源で〝空に dans l'air〟[12]〝鳥 des oiseaux〟の意味だった。語源的にみれば治療者の言葉を患者が〈盗む〉とき、同時にその言葉は所有格のあいまいなままに両者との〈間〉

を、あるいは〈空《くう》〉を漂っているともいえる。このニュアンスも、臨床における対話での言葉の動きを適切に表現しているように思われる。

症例　20歳代　女性　境界性パーソナリティー障害

本人が高校生のころに両親が離婚し、患者は自分のせいで離婚になったという罪悪感を繰り返し面接で訴えていた。ある面接で、自分の思い通りに行動しない父親に怒りを爆発させたという話題になった。その怒りは自己中心的としかいえない性質のもので、治療者は、どのように言葉をかけるべきか困惑していた。しばらくして、治療者の念頭に〈怯え〉という言葉が浮かんだ。そこで、「もしかすると、父親のことを頼りにならない人のように感じているのだろうか。だから、自分が考えているように動いてほしいと思うのだろうか。自分しか頼れるものがないと考えて、とても怖いと感じているのではないか」と尋ねた。すると、患者は泣きはじめ「お母さんが出て行ってから自分で何とかしなければいけないと思ってきた。誰も助けてくれなかった。私は一人で頑張らなければいけないのだと思っていた」と述べた。

力動的訓練を受けた読者はこの例で私が発した言葉を、稚拙で乱暴なものとお感じかもしれない。しかし、大声で自らの行動化を語る患者を前にして、私は戸惑いを感じつつ、どうすればいいのだろうかと必死に考えていた。それはブランショのいう思考の賭け[7]と表現できる事態だろう。賭け事は真剣に偶然のできごとを待つ行為である。その時、もちろん私は真剣だったが、患者の言動について何らかの理論に基づいて論理的に病理を解明しようとしていたわけではなかった。突然訪れた、言葉の浮上、私にとって未知のものに身を任せて対応をした。そしてその未知のものの訪れは、私がそれまで患者と何時間も、何度も面接し、話していたからこそ生じた事態である[9]。付け加えるならば、この対話においても微妙な差異、ズレが存在している。治療者である私の「怖い」という言葉に、患者は「誰も助けてくれなかった。一人で頑張った」と回答しており、怖かったか、怯えていたかどうかの返答になっていないのである。

このような切迫した局面で、ある言葉が浮かんだ時、治療者は驚きとともに〈治療に役立つかもしれない〉という思いを抱く一方、どこかで〈今、言葉にしていいだろうか〉という不安や恐れも感じるだろう。この瞬間、言葉や感情の内容ではなく、治療者の感情の強度そのものが患者に伝達されるのかもしれない。

一方、患者が治療者と意見を一致させて合意に達し、患者側が自分の気持ちをわかってもらえたと安心感を得た場合は、現状肯定のメッセージを送ったことになる。安心を得た患者は、自分はこのままでいいのだと考え安定を得るが、時に必要な変化からは遠ざかるかもしれない。患者の内面を動かすのは、強度の高い情動であり、それは思考の賭けにおいて伝達されると考えられる。

裂開を抱えた臨床における対話は、〈盗む〉と〈思考の賭け〉の繰り返しとともに進み、同意／合意、正解や真理に到達することなく終わる。しかし、対話が終わった後も、そこで行われた対話について治療者の考えとはまた別に患者自身が考え続け、探求し続けることが理想であろう。ブランショの対話が差異を開いたままに終わるように。

Ⅵ　螺旋運動と面接での対話

〈盗み〉と〈思考の賭け〉によって進む精神科面接での対話は、患者の内面に何らかの動きを生起させる。その動きは、〈盗み〉では、治療者と患者の間の水平方向で、〈思考の賭け〉では治療者の内面で生じ、垂直方向である。つまり、精神科面接で交わされる言葉や、それによって生じる心の動きは、水平運動と垂直運動の組みあわせである螺旋運動に近づく。

とはいえ、通常の面接の大半は、助言、説得、励ましなどで占められているだろう。裂開と共に〈盗み〉

〈未知のもの〉に触れるような対話とはそう頻繁に生じる類のものではなく、まれなものだろう。九鬼は〈まれ〉とは〈間がある〉ことであると指摘した。(25) 本章で述べた臨床的対話——間のある対話——は、日常の対話とは異なる〝まれ〟なものに違いない。

貴重なご助言を賜った東京大学大学院総合文化研究科教授・郷原佳以先生に深謝申し上げます。

文　献

（1）Benedetti, G.: Klinische Psychotherapie. Hens Huber, Bern, 1964（小久保享郎、石福恒雄訳『臨床精神療法』みすず書房、一九六八年）
（2）Benveniste, E.: Le vocabularie des institions indo-européennes. I. Economie, parenté, société, Eds., Minuit, Paris, 1969（前田耕作監修『インド＝ヨーロッパ諸制度語彙集Ⅰ』言叢社同人、一九八六年）
（3）Bident, C.: Maurice Blanchot. Partenaire invisible. Champ Vallon, Seyssel ,1998
（4）Blanchot, M.: Amitié in Amitié. Gallimard, Paris, 1971（清水徹訳「友愛」『現代詩手帖特集版　ブランショ１９７８』一八〜二三頁、一九七八年）
（5）Blanchot, M.: Pour l'amitié. Foubris, Paris, 1996（清水徹訳『友愛のために』みすず書房、二〇〇一年）
（6）Blanchot, M.: L'entretien infini in L'entretien infini. Gallimard, Paris, 1969（清水徹訳「終りなき対話」『筑摩世界文学大系　82』、筑摩書房、一九八二年）
（7）Blanchot, M.: Le jeu de la pensée in L'entretien infini. Gallimard, Paris, 1969（清水徹訳「思考の賭け」『筑摩世界文学大系　82』、筑摩書房、一九八二年）
（8）Blanchot, M.: Le rapport du troisième genre（homme sans horizon) in L'entretien infini. Gallimard, Paris, 1969（上田和

彦訳「第三類の関係　地平なき人間」『現代詩手帖特集版　ブランショ２００８』一六四～一七三頁、二〇〇八年）
（9）Blanchot, M.: Rene Char et la pensée du neutre in L'entretien infini. Gallimard, Paris, 1969（安原伸一朗訳「ルネ・シャールと中性なるものの思考」『現代詩手帖特集版　ブランショ２００８』二〇七～二一三頁、二〇〇八年）
（10）Blanchot, M.: Tenir parole in L'entretien infini. Gallimard, Paris, 1969（上田和彦訳「言葉を守り続ける」『現代詩手帖特集版　ブランショ２００８』一五六～一六三頁、二〇〇八年）
（11）Blanchot, M.: La communauté inavouable. Minuit, Paris, 1983（西谷修訳『明かしえぬ共同体』ちくま学芸文庫、一九九七年）
（12）Bloch, O., von Wartburg, W.: Dictionnaire Étymologique de la Langue Française. Boulevard Saint-Germain, Paris, 1950
（13）Dauzat, A.: Dictionnaire Étymologique. Larousse, Paris, 1938
（14）Deleuze, G., Parnet, C.: Dialogues. Flammarion, Paris, 1996（江川隆夫、増田靖彦訳『ディアローグ』河出文庫、二〇一一年）
（15）藤山直樹『精神分析という営み―生きた空間をもとめて』（岩崎学術出版社、二〇〇三年）
（16）郷原佳以「報告「非―関係」への裂開―クリストファー・フィンクス「ある単純な変化―モーリス・ブランショについて」」（http://utcp.c.u-tokyo.ac.jp/blog/2009/04/post-223/）
（17）郷原佳以『文学のミニマル・イメージ　モーリス・ブランショ論』（左右社、二〇一一年）
（18）郷原佳以　私信、二〇一二年
（19）飯森眞喜雄「精神医学における精神療法のあれこれ」（『臨床精神医学』34、一七一五～一七二〇頁、二〇〇五年）
（20）神田橋條治『対話精神療法の初心者の手引き』（花クリニック神田橋研究会、一九九七年）
（21）加藤敏「「歓待」の見地から精神科医療における言葉を考える」（『臨床精神病理』30、一三四～一四三頁、二〇〇九年）
（22）加藤敏「現代精神科医療における還元的思考の肥大と「歓待の精神」の変質」（『臨床精神医学』34、一五二三～一五二八頁、二〇一〇年）
（23）河合俊雄『概念の心理療法　物語から弁証法へ』（日本評論社、一九九八年）
（24）九鬼周造『偶然と驚きの哲学』（書肆心水、二〇一一年）
（25）Kretsctmer, E.: Körperbau und Charakter: Untersuchungen zum Konstitutions Problem und zur Lehre von den Tempera

menten. Springer, Berlin, 1955（相場均訳『体格と性格　体質の問題および気質の学説によせる研究』文光堂、一九六〇年）
（26）Lacan, J.: Écrits. Seuil, Paris, 1966
（27）Mehlman, J.: Blanchot à Combat : Littérature et Terreur. In Leges de l'anti-sémitisme en France. Denoël, Paris, 1984（内田樹訳「「コンバ」時代のブランショ　ブランショと反ユダヤ主義」『現代詩手帖特集版　ブランショ　不可能性の彼方へ』一九九〜二一三頁、一九七八年）
（28）村岡晋一『対話の哲学　ドイツ・ユダヤ思想の隠れた系譜』（講談社選書メチエ、二〇〇八年）
（29）プラトン『メノン』（藤沢令夫訳、岩波文庫、一九九四年）
（30）Poirié, F.: EMMANUEL LÉVINAS : Qui être-vous? La Manufacture, Paris, 1987（内田樹訳『暴力と聖性―レヴィナスは語る―』国文社、一九九一年）
（31）清水徹「モーリス・ブランショ」（『筑摩世界文学大系　82』筑摩書店、四〇二〜四〇六頁、一九八二年）
（32）鈴木道彦「ブランショと自由の行動委員会」（『現代詩手帖特集版　ブランショ　不可能性の彼方へ』一八五〜一九三頁、一九七八年）
（33）巽信夫「相互活性的な生命場としての精神療法―聞くということのエッセンスが濃縮されている内観面接をとおして―」（『臨床精神医学』34、一六五一〜一六五六頁、二〇〇五年）
（34）内田勝利『対話という思想』（岩波書店、二〇〇四年）
（35）内田樹「面従腹背のテロリズム」（モーリス・ブランショ、ジャン・ポーラン、内田樹、野村英夫、山邑久仁子訳『言語と文学』書肆心水、三〇九〜三八八頁、二〇〇四年）
（36）上原和彦「解題」（『現代詩手帖特集版　ブランショ２００８』一八二〜一九三頁、二〇〇八年）
（37）内海健「Byproduct としての精神療法」（『臨床精神医学』34、一六九九〜一七〇七頁、二〇〇五年）
（38）内海健「ダブルバインドの起源―統合失調症のコミュニケーション試論」（『精神医学』50、四九〜六三頁、二〇〇八年）

第八章　面接で交わされる対話では何をめざすか

モーリス・ブランショ再読

前章に引き続きブランショの作品を参考にしつつ、面接での対話のありかたを論じたい。先の章で対話の間 entre に裂け目があることを指摘した。一方、間に裂け目があり話者たちが同じ方向を向いて肩を並べているとするモデルだけでは、対話が治療に向かうことは困難であろう。第七章で述べたが、対話が治療的倫理的であるためには、治療者患者ともに目指すべきものがあり、それによって／それに向かって対話が駆動される必要がある。

郷原は、[11・12] ブランショの entretien において間に保たれるのは対話であり、かつ誰かと呼ばれるイメージ、第三人称であると指摘している。この誰か、あるいは何かが対話を動かすのではないだろうか。この点を検討したい。

I　ブランショの作品

ブランショの文学観あるいは小説技法において、人称の問題は重要な位置を占める。[11・12] 彼の小説ではしばしば人称が入り乱れ、誰をあるいは何を指しているのか不明瞭になることがある。フランス語には人称に性があることから、英語や日本語で‹it›〈それ〉で済むものが、フランス語では‹il›‹elle›と二種類になる。したがって、主語に il が出てきたときに、その意味が〈それ〉なのか〈彼〉なのか前後の文脈で読み取らなくては判断ができず、しかもブランショは、どちらなのかを判断できないような書き方をしばしばする。谷口は、[21] ブランショ作品の翻訳が非常に難しかったと述べており、同様にデリダも、[10] ブランショの小説を英語に翻訳することは困難と指摘している。ブランショの小説は、何を指し示しているのか不明瞭で、何を代入してもいい第三人称が多用され、文法的には難解ではないにもかかわらず、全体として何が描写されているのかわかりにくいのが、中期以降の作品の特徴とされる。[21] そのような作品として、『望みのときに』[3]『私についてこなかった男』[4]『期待／忘却』[6]『最後の人』[6]『白日の狂気』[8] があげられる。

『期待／忘却』[6] では〝私〟の対話者は〝彼女 elle〟なのだが、途中から〝現前 la présence〟という語句が多用されるようになり、elle が語り手の相手なのか現前を指すのか判然としなくなる。『白日の狂気』[8] では法 la loi が elle と表記されると、elle は語り手と対話を始めてしまう。あるいは『望みのときに』[3] の後半で突然イタリック体の *elle* と表現される誰かが現れるが、主人公が相手にしている二人の女性のどちらを指すのか明確ではなく、この *elle* の出現を屈曲点として小説はクライマックスに入っていく。

この宙吊りにされた第三人称によって読者は曖昧さの中に投げ込まれ、小説が単なる現実の写像ではなく、まさに言語でしか成立しえない空間であることを認識させられることになる。

このような人称の用い方は、カフカ論を提出したところに形成されたと考えられるという。[12]『文学空間』[5]『焔の文学』[2] のカフカ論で繰り返し触れられるのが、Ich から Er への移行に関する議論である。[16]『焔の文学』[2] の冒頭にカフカ論が二編続くが、そこでは〝「私は不幸だ」では私に近すぎ、この不幸は言語の次元で私のものにならない。（略）「彼は不幸だ」と（略）置き換えて（略）言語は私にとっての不幸な言語となる〟

と述べている。すなわちブランショにとって文学が言語の次元に踏み留まるのに必要なのは、第三人称 la troisième personne なのである。[12]

さてブランショの第三人称には、私見では二つのパターンがある。まず、先に述べた指示対象を宙吊りにする使い方である。これはバンヴェニストの第三人称の議論につながると思われる。バンヴェニスト[1]は第三人称の特殊性を論じており、わたし、あなたのような一人称や二人称と異なり特定の個人に関係付けられず、そこにいない者という非＝人称性が第三人称の特徴だと述べている。バンヴェニストの表現では〝どのような主辞もとりうるし、また何一つ主辞をとらないこともできる〟〝無制限〟〝無限定〟なものである。[1]このような〈誰でも、何でも指示し得る〉第三人称の使い方を仮にバンヴェニスト型としよう。

ついでブランショが行うのは、第三人称 la troisième personne を文字通り三番目の人物 la troisième personne として出現させてしまうというパターンである。[11・12]たとえば『私についてこなかった男』[4]では、〝私〟と〝彼〟が家の中を彷徨しながら対話を続けるのだが、その時、二人の話者たちの間に謎めいたもう一人が登場する。

大きな窓をとおして眺めると（略）向こうに誰かが立っているのが見えた[4]

この窓の外の誰かを主人公が見るエピソードは三回繰り返され、さらに

そばにある肘掛け椅子には誰かが座っている[4]

その形象は（略）最後の数段を上って、そして消えていこうとするところだった[4]

と、彼らとは別に椅子に座っていたり、階段を上っていたりするのである。そして、この誰かをめぐって、語り手である〝私〟はもう一人の対話者である〝彼〟と話しあいを始める。

また『期待／忘却』(6)でも、語り手である〝私〟と〝彼女〟とは別の〝彼〟が話者たちの対話の中に唐突に現れる。

「いつ彼はそのことをあなたに言ったんです？」──「彼がそのことを私に言ったの？」──「彼はあなたのそばにいると気分がいいって、ちゃんと言ったでしょう？」(6)

それまで話題にされている〝彼〟について、小説では一切触れられていない。さらにこの対話の後に、

「だれかが私のなかで彼自身と会話している」(6)

という一節もあり、〝彼〟が実在するのかどうかも不分明である。

前章で述べたが、『終わりなき対話 L'entretien infini』(7)の冒頭にある同名テクストでも、前半部で

いわばちょうどいい間柄、そこに第三者が現れたら、自分こそが彼らの真の話し相手だと思いこんでしまう、そんなことが可能なほどの間柄を保ちながら……彼らはそういう話し相手のために話をしていると言えるかもしれない(7)

と、まるで三番目の人物がいて、その人物に話者たちが話しかけているかのような記述があり、さらに、

ひとつの挑戦が投げかけられた、が、それは、自発的相手である彼に向かってではなく……彼以外のだれかに、まさしくこの二人のどちらにも巻き込まれていないというような出来事、それに向かって投げかけられているのである[7]

と、このテクストに登場する二人の話者以外に誰かがいることを暗示するような記載がある。また後半部では、話者の一人に対して〝お前〟と呼びかける何者か不明な第三の声が出現し、二人の話者の対話が〝私〟と〝声〟の対話へと変化していく。

この〈もう一人／もう一つの声〉こそブランショ独特の第三人称、文字通り三番目の人物 la troisième personne なのである。[11・12] この謎めいた本当にいるのかどうか不明確な三番目の人物に読み手はいわば翻弄されながら、それが誰なのか、そもそも実在するのか幻に過ぎないのかもわからずに読み進めることを強いられる。この〝私〟と〝彼〟または〝彼女〟、あるいは二人の話者の間に屹立する三番目の人物を、ブランショ型としよう。この三番目の人物は、テクストの中で突如現れ、突如姿を消すという点で、文学でしか表現できない亡霊のような存在である。そして、テクストの文脈からまったく自由であり、ブランショの文学空間の中で自律しているのが特徴である。

さらに注目したいのが、このような曖昧な三番目の人物の存在が、対話、物語の駆動力となっている点である。『私についてこなかった男』では、三番目の〝彼〟の実在をめぐって話者が議論し、『期待／忘却』では三番目の〝彼〟が主題となって対話が進む。さらに『終わりなき対話』では、話者たち以外への語りかけがあるという前提で対話が続く。

以上から、三番目の人物がテクストの中で自律性を獲得していること、さらに対話、物語の駆動力となっていることがブランショ文学の特徴の一つとまとめられる。これらを臨床の対話にパラフレーズしてみたい。

II 臨床の対話における la troisième personne

治療者は患者の話をききながら、あるイメージを抱く。このイメージは、治療者患者間にいる誰か、あるいは何かである。もし患者の話が極めて描写的であれば、具体的な〈人物像とその背景〉としてイメージされ、抽象的な内容であれば概念的な〈何か〉としてイメージされるだろう。

たとえば「手を何度も洗うことで苦しんでいる」「母親と仕事の話をするとイライラして喧嘩する」「落ち着かなくて自分で吐く」などの語りであれば、治療者は空想上の洗面所で苦悶の表情を浮かべながら手を洗い続けている患者の姿、母親に必死の形相で怒鳴っている姿、トイレで髪の毛を振り乱しながらのどに指を入れて嘔吐している姿をまざまざと思い浮かべることができる。この人物像が対話者以外のもう一人、つまりブランショのいう三番目の人物に相当しよう。一方、文章的な積み重ねとしてしか思い浮かべられない抽象的な状況もある。たとえば「現実感がなくなって、どうしていいかわからなくなる」「意識がなくなっていて、その間、自分が何をしているのかわからない」「いろいろな考えがまとまらなくなって、混乱してしまう」など、客観的行動が描写されない内容は、患者の表現通り、内面の動きを概念として治療者の心の中で留め置くことになる。それを患者の表現や概念の集合体という意味で、資料体と表記することにする。特定の人物を想定しない、無規定なものであるため、資料体はバンヴェニスト型の第三人称に該当しよう。

ところで人物像や資料体は、対話が進むに連れて新たに明らかになるエピソードで常に治療者の中で更新されてゆく。また、その更新されてゆく人物像や資料体が、患者本人や症状などと、どの程度近づいているのかは原理的に知り得ない。しかし、重要なのは治療者の念頭にある人物像や語られた内容が〈真の〉それらと厳密に一致することではない。対話において重要なのは、人物像／資料体が更新されていく運動自体であり、更新する運動の只中に治療者がいることである。そして対話が駆動していく原動力は、治療者の念頭にある人物像／資料体を更新したいという治療者自身がもつ欲求、言い換えれば、前章で述べた友愛における患者の話を聴解したいという倫理的欲求である。

私たちが臨床現場で対話している相手は、目前にいる患者としての〈あなた〉だけではない。三番目の人物としての人物像つまり〈彼〉か〈彼女〉、さらに資料体としての〈それ〉である。[*1] また、患者も同様に自己像をもっているであろう。しかし、先に述べた通り〈それ〉と治療者の抱く患者像は別のものである。し

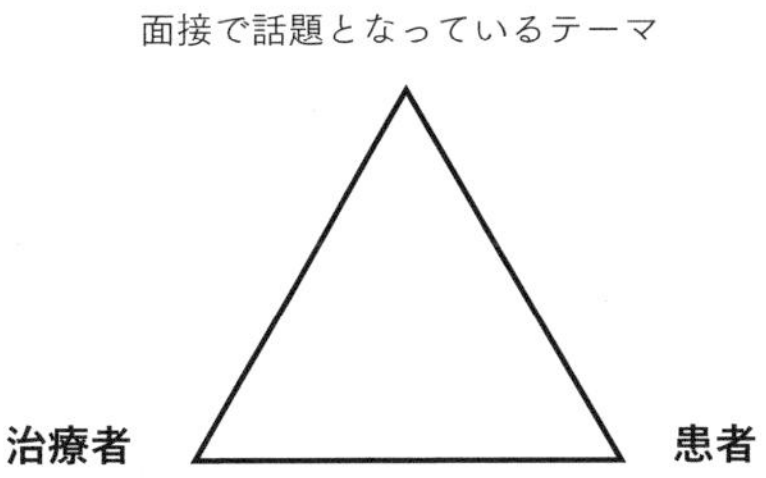

図1　従来の精神療法における三角形

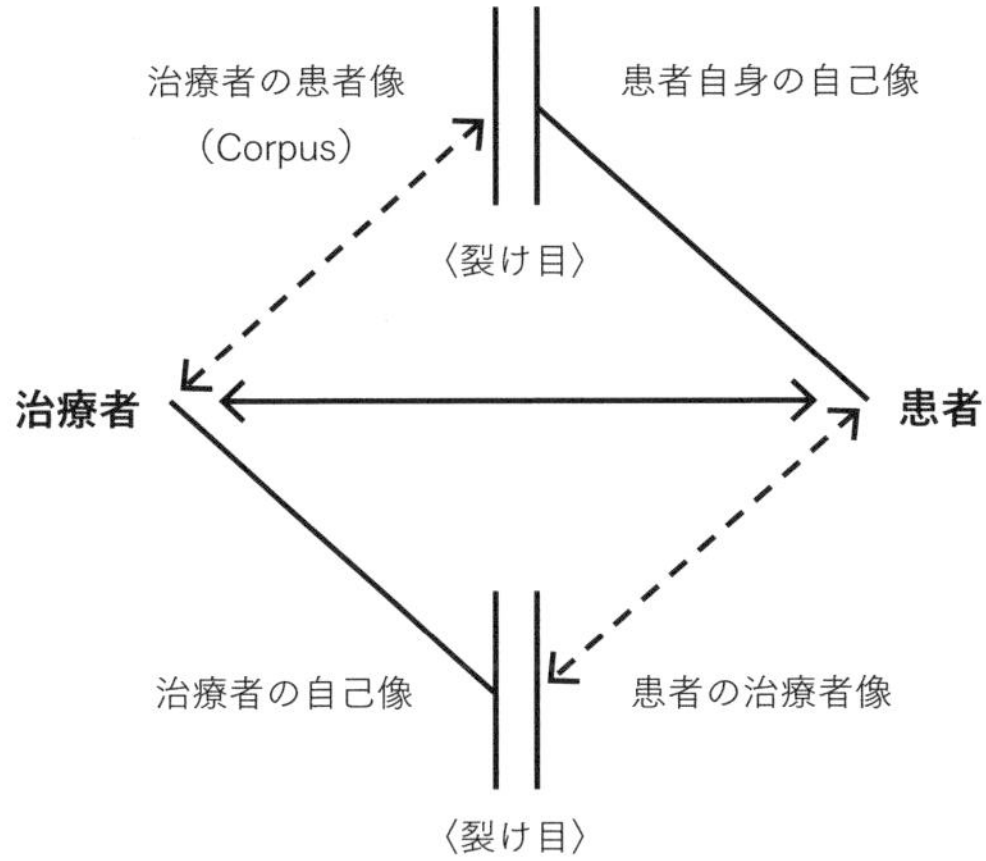

図2　本章の対話モデル

＊1　対話者間に別の何かがあるという発想は精神療法の議論では珍しいものではない。冒頭でふれた神田橋(14)ほかに北山(15)、光元(17)、妙木(18)なども精神療法における三角形（治療者、患者、面接で取り上げられているテーマ）を提示している（図1）。一方、私の考えでは図2のようになる。

たがって、それらは共有されず分有 partage(19) されるものである。

さらに対話の裂け目、間には二種類あると考えられる。一つはすでに触れた、治療者が抱く患者の人物像や資料体と、患者自身が抱く人物像と資料体の間 entre である。逆に、患者も治療者の人物像や語りを、自身の内面に抱えている。したがってもう一つは、患者が抱く治療者の人物像や資料体と、治療者自身の人物像と資料体の間 entre である。＊2 実臨床では、ブランショ型とバンヴェニスト型は分けて対話を進めるが、本書の議論では煩雑さを避けるために以下のようにする。人物像は当然身体のイメージも伴う。身体 Corps と資料体 Corpus の語源は、共にラテン語の corpus である。そこで、これ以後、ブランショ型、バンヴェニスト型をまとめて Corpus(9・20) と呼称することにする。

臨床現場の対話で、Corpus はどのように扱われることになるだろうか。

症例　20歳代　女性　境界性パーソナリティー障害

繰り返す過食と拒食、手首の自傷、漠然とした空虚感をいだいていた例である。ある日、彼女はいつも通り外国籍の母親と日本人の父親と共に外来に訪れた。ごく軽度にアクセントが不自然だが流暢な日本語で話す彼女のことを、治療者は日本国籍の女性と思い込んでいた。しかし、彼女がさらりと「X国に帰る」という表現を使ったため、治療者は驚いて再度生活史を質問した。それまで「X国に住んでいたことがある」としか聞いていなかった。

彼女によれば、五歳まで母親の出身国で祖母に育てられ、その間はX国の言葉が母国語だったこと、急に日本に呼び寄せられて満足に日本語教育を受けないまま日本の小学校に通うことを命ぜられ、それまで年に数回しか会うことのなかった母親と同居することになったことなどが語られた。

治療者は生活史をしっかりと取っていなかったことを後悔しつつ、彼女の日本語がとても流暢である

＊2　もう一つ、治療者が患者と話している時間的な間 pendant もある。これは次章で述べるリズムと関係する。

ことに触れると、「日本語がしゃべれなくていじめられてきた（それまでは、いじめられたという事実自体は語られてきたが理由は語りたがらなかった）。それで悔しくて、学校から帰ると自宅でテレビドラマや漫画で日本語を、必死になって一人で勉強した」のだという。今ではどちらの国の言葉も不自由しない程度に話せるが、日本は自分の居場所ではないと感じ、むしろ「X国にいるとリラックスできる」のだという。

この話を聞いて治療者の中の彼女の Corpus は変化した。〈空虚感を抱えながら不貞腐れつつ過食し、母親にあたりちらして手首を切る女性〉が、〈理不尽な環境に適応しようと必死に努力し、その理不尽さへの怒りをどこに向ければいいのかわからないでいる女性〉になった。

この例では、私が生活史を十分に把握していなかったことも問題なのだが、ここで指摘したいのは、Corpus の更新がなければ私にとって彼女は〈空虚感を抱えながら不貞腐れつつ過食し、母親にあたりちらして手首を切る女性〉で固定し、対話が堂々巡りになったかもしれない点である。私は、彼女の Corpus の差異に強い驚きを感じた。この強い情動は、Corpus のさらなる更新を求めることに向かい、対話が進展していくことになった。この例ではその後、対話の内容が日本とX国の文化的違いや母親と祖母への想いの違いなど、様々な更新を重ねていったのである。

ブランショは[5]『文学空間』で遺骸的類似 la ressemblance cadavérique という概念について論じている。これは〝生きていた頃の当人とは異なり、それ自身が己に似る、類似性そのもの〟〝完全な類似〟〝純粋な類似〟とされる。[5・11―13]〈似ている〉ことはオリジナルと同じことを当然、意味しない。そこには微妙な差異の存在が前提になっている。治療者が抱く患者の Corpus は、生きていた頃の当人とその遺骸が別物であるように、患者本人とは本質的に違い、比喩的には概念に〈殺された〉[16]患者の代替物である。いったん治療者の内面に形成された Corpus は、〈己に似る〉という形で微妙な差異性を差し挟みながら変容、更新されていく。そうやって、オリジナル＝目前の患者からは自律した形で、〝純粋な類似〟を生み出す運動を続けていく。そして更新によって、より高次の視点、より生産的な見方によって患者の Corpus が把握される。比喩的には、垂直にあがる変化である。しかし己に似るという微妙な水平方向のズレがあるため、緩徐に、螺旋状に Corpus は変わっていくのである。

臨床の対話が進むに連れて患者の Corpus が更新される。そして更新で生まれる差異に治療者が感情を動かされることで、精神科面接にダイナミズムが生まれる。

もう一例紹介する。

症例　30歳代　男性　強迫性障害

物の位置を揃えたり外出前にある儀式をしたりしないと、親族に悪いことが起きるという考えが浮かび、強迫行為を続けている患者である。彼の訴えは、もっぱら「親族に悪いことが起きる」不安に終始するのだが、「叔父が何かの事故に巻き込まれる」など曖昧な内容で、具体的に何が起きるのかを心配し、そのことでどのように辛くなるのかを、彼は言語化できなかった。このため、治療者は彼の訴えを、言葉の表現そのままでしか把握できなかった。

彼の苦痛の芯を捉えていないようで居心地が悪かった治療者は、あまり期待せず、もう少し具体的に説明できないかと尋ねた。すると「いくら考えても頭がごちゃごちゃする」と頭を抱えた。言葉にすることを強制したことを詫びると、「こんなことではお父さんに迷惑をかけるだけ。こうやって、いろいろなことができないことで、お父さんに心配ばかりかけている。お父さんの体になにかあったらどうしようと思う」とこれまで述べたことのない内容を述べ、治療者は驚くと同時に、これまでしばしば父親の仕事ぶりに患者が触れていたことを思い出した。
この対話で、治療者にとっての彼の Corpus は変化した。彼が訴えたかったのは、自分のせいで親戚に何か悪いことが起きるということだけではなく、あるいはそれよりも、父親が健康を害することを恐れていること、そして自分が何もしていないことで、父親に心配をかけていることが苦痛だったのである。

この例の Corpus は人物像ではなく、バンヴェニスト型の資料体である。治療者は、人物像ではない Corpus だったことから患者の苦痛を抽象的にしか把握できず、より詳しく説明するように求めた。その結果、患者は一時的に混乱したが、その後、これまで患者が話したことがない父親への愛着に関わる話題になり、以後、父親との関係を中心に面接が進むようになった。
この例でも Corpus のわかりづらさを理解する目的で対話を進め、明らかになった Corpus の差異が治療者の情動を動かし、面接に変化が生まれた。Corpus の更新によって、対話に新たな局面が訪れたのである。

Ⅲ Corpus と螺旋運動

対話が駆動するためには、治療者が患者に対して関心を向け続ける必要がある。患者の Corpus ――人物像、資料体――が更新、変化することで、治療者は驚き、時には喜び、悲しみ、苦しみ、怒りなど、様々な感情を味わいながら、患者をより深く理解できたのではないかと考え、患者への関心をより強めていく。そして重要なのは、治療者は患者自身に対してではなく、実際は Corpus に対して感情を向けていると考えられることである。患者に対して直接的に感情を動かすことは、面接で無用な混乱を引き起こす。

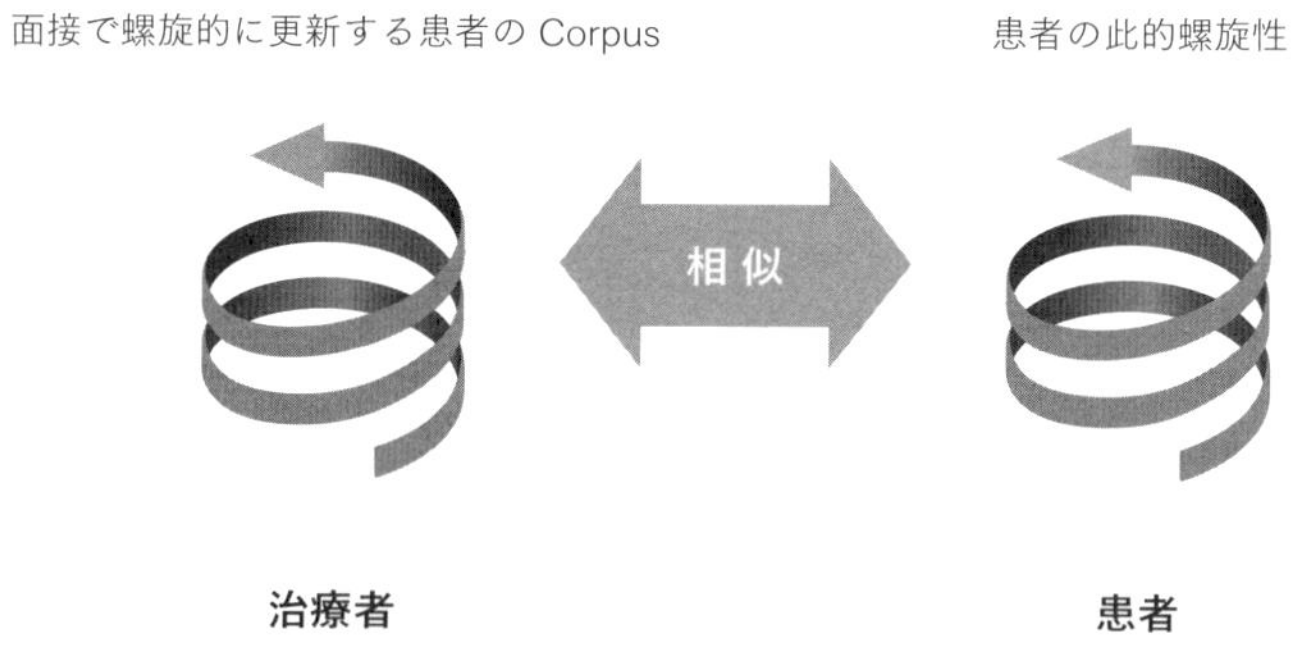

図３　面接と患者の動きの同期

治療者が裂開と友愛の中で患者の話を聞きながら、たとえば、こんなに強い苦痛を抱えて生きてきたのかと敬意を抱く一方で、同じ患者の話に、どうしてこれほど長く退屈な内容の話をしゃべり続けられるのだろうと感じるなど、患者に対する感情が変化することは長く続く治療関係の中でありふれたことである。面接の話題は水平面でみれば循環しているが、垂直面でみれば変化しているのである。

また、もし面接の中で、この患者はいつも同じことしか言わない、またいつもの話だと治療者が Corpus を固定させた時は、面接がうまくいっていないと考えることができる。比喩的にいえば面接が〈病んで〉いるのである。そしてこの時こそ、患者の症状の背景にある事態を捉えるチャンスである。これは、第二章から第四章で述べた螺旋性の固定が患者にとって症状であることと相似の事態であり、表現をかえれば、患者の心的動きと面接の動きが同期しているのである（図３）。

このような螺旋的運動が続く面接のある局面で、第四章で論じた出来事 ēventus が訪れる。そして患者は見失っていた自分の此的螺旋性に回帰することになる。

さて、次章で、面接に運動性をもたらす要因について、時間の観点から考えたい。

本章でも貴重なご意見を賜った東京大学大学院総合文化研究科教授・郷原佳以先生に深謝申し上げます。

文献

（1）Benveniste, E.: Problèms de linguistique générale. Gallimard, Paris, 1983（河村正夫、木下光一、高塚洋太郎、花輪光、矢島猷三訳『一般言語学の諸問題』みすず書房、二〇〇七年）
（2）Blanchot, M.: La part du feu. Gallimard, Paris, 1949（重信常喜、橋口守人訳『焔の文学』紀伊国屋書店、一九九七年）
（3）Blanchot, M.: Au moment voulu. Gallimard, Paris, 1951（谷口博史訳『望みのときに』未來社、一九九八年）
（4）Blanchot, M.: Celui qui ne m'accompagnait pas. Gallimard, Paris, 1953（谷口博史訳『私についてこなかった男』書肆心水、二〇〇五年）
（5）Blanchot, M.: L'espace littéraire. Gallimard, Paris, 1955（粟津則雄、出口浩弘訳『文学空間』現代新潮新社、一九六二年）
（6）Blanchot, M.: Le dernier homme, Gallimard, Paris, 1957 L'attente L'oubli, Gallimard, Paris, 1962（豊崎光一訳『最後の人　期待／忘却』白水社、一九七九年）
（7）Blanchot, M.: L'entretien infini, Gallimard, Paris, 1969（清水徹訳「終りなき対話」『筑摩世界文学大系　82』筑摩書房、一九八二年）
（8）Blanchot, M.: La folie du jour. Fata morgana, Montpeillier, 1973（田中淳一訳『白日の狂気』朝日出版、一九八五年）
（9）Derrida, J.: .IN SARAH KOFMAN, Numéro 3 de la revue LES CAHIERS DU GRIF. Descartes & Cie, Paris, 1997（芝崎和美訳『サラ・コフマン讃』未知谷、一九七～二六四頁、二〇〇五年）
（10）Derrida, J.: L'oreille de l'autre. VLB éditeur, Montréal, 1982（浜名優美、庄田常勝訳『他者の耳』産業図書、一九八八年）

(11) 郷原佳以「非人称性の在処—解題」(『現代詩手帖特集版　ブランショ2008　ブランショ生誕100年—つぎの百年の文学のために』二二九〜二四一頁、二〇〇八年)
(12) 郷原佳以『文学のミニマル・イメージ』(左右社、二〇一〇年)
(13) 郷原佳以　私信、二〇一二年
(14) 神田橋譲治『対話精神療法の初心者への手引き』(花クリニック神田橋研究会、一九九七年)
(15) 北山修『覆いをとること・つくること〈わたし〉の治療報告と「その後」』(岩崎学術出版社、二〇〇九年)
(16) Kojève, A.: Introduction à la lecture de Hegel : leçons sur la Phénoménologie de l'Esprit professées de 1933 à 1939 à l'École des Hautes Études. Gallimard, Paris, 1980(上妻精、今野雅方訳『ヘーゲル読解入門—『精神現象学』を読む』国文社、一九八七年)
(17) 光元和憲『内省心理療法入門』(山王出版、一九九七年)
(18) 妙木浩之「心理療法における言葉」(『現代のエスプリ』530、二六〜四五頁、二〇一一年)
(19) Nancy, J-L.: Le partage des voix. Galilée, Paris, 1982(加藤恵介訳『声の分割』松籟社、一九九九年)
(20) 大田俊寛「コルプスとは何か」(『大航海』62、一七四〜一八一頁、二〇〇七年)
(21) 谷口博史「訳者あとがき」(『望みのときに』未來社、一四三〜一七四頁、一九九八年)

第九章　治療機序としてのリズム

ルイ＝ルネ・デ・フォレ『おしゃべり』を読む

第七章で触れたが、治療者が患者の話をどのような態度、どのような言葉を用いて聞くべきかは、技法論として語られてきた。*1 内容面では賞賛、保証、励ましを伝えること、形式面では[15・40・61]解釈の伝え方、[26・27・30・38・54]視線の向け方やジェスチャー、声のトーンへの注意など[15・28・31・40・61]である。たとえば声については、〝相手の声を自分の声で包むイメージ〟〝くさびを刺すイメージ〟〝柔らかくするイメージ〟と、神田橋[28]が細やかに論じている。しかし、患者が話すことの意義を改めて論じた報告は少ない。私たち治療者が話を聞くためには、患者が語らなければ何も始まらない。もちろん沈黙の共有も重要だが、これは別の議論である。

本章では話すことについて考察する材料が豊富な作品、ルイ＝ルネ・デ・フォレの『おしゃべり Le Bavard』[12]、さらに語りについて思索した彼自身の生涯から、患者が話すことの治療的意味を検討したい。

I　ルイ＝ルネ・デ・フォレの生涯[12・22・23・25・51]

デ・フォレの詳細な伝記的事実はあまり知られていない。[22・23・51] 彼の作品自体が自伝的であるという指摘もある。[12・48]

＊1　フロイトの初期の仕事は顕微鏡で神経細胞を〈見る〉ことだった。さらに私生活でも文学や彫刻、絵画など〈見る〉〈読む〉ことを好み、音楽を〈聞く〉ことは家族がピアノを弾くことさえ嫌がった。[53] この点について、musicogenic epilepsy の可能性を示唆する報告[49]さえある。しかし、彼は患者の話を〝聞く〟仕事についた。以上の事実は、フロイトの患者の話の聞き方にも影響したと推測される。フロイトは患者の〈語る（書く）生活史を読むように（見るように）聞いた〉のではなかろうか。

知られている限りで彼の生涯を述べる。

デ・フォレは一九一八年一月二十八日にパリで生まれた。長兄ジェラルド、姉ニコルと一歳違いずつの三人兄弟で、少年時代は幸福だったようである。早くからジュール・ヴェルヌに親しむ文学少年だった。また母方が船乗りの家系で、彼自身も船を趣味とするようになるが、それが後に述べる悲劇の原因となる。思春期にはボードレール、ヴェルレーヌ、ユゴー、ゲーテ、シェイクスピアを読むようになり、サント・マリー大学に進学後は法律と政治学を専攻した。しかし、彼の関心はやはり文学と音楽だった。デ・フォレは友人たちとヴァレリー、ジッド、スタンダール、ランボー、ジョイス、ドストエフスキーについて語り合い、さらにキルケゴールやハイデガーなども読み始めていた。特に音楽については、彼自身ピアノ演奏に喜びを見出していたこともあり、作曲家か演奏家になることを考えていた時期があったが、知人の音楽家に反対されて諦めたというエピソードがある。このころに、プーランクの手紙をまとめた年代記などを発表し、また未発表の処女作『氷 La Glace』を書いていた。知人の証言として、青年期のデ・フォレは寡黙で〝夢見がちなまなざしをしていた〟という。

一九三六年八月に実母が死去し、その二年後に彼は小説を執筆し始めた。一九三九年に兵役動員されたが、フランス軍の降伏による兵役解除で自宅に戻った。その後、彼はレジスタンス活動に加わる。このころのデ・フォレは、ウィリアム・フォークナーを読み込み英米文学の影響を受ける一方、ロートレアモン、バタイユなども読み始め、一九四三年、処女作『物乞いたち Les Mendiants』を発表する。その後、デ・フォレは、カミュ、バタイユ、ブランショ、レーモン・クノーらと親交を結ぶ。戦争は彼にとって第一の喪失の時期だった。フランス軍降伏直後の一九四〇年十一月に彼が愛した父親が死去し、敬愛していた兄も戦死、さらに戦後になって、親友がドイツ軍に射殺されていたことを知る。

戦後の一九四五年に『おしゃべり』が雑誌に掲載される。一九四六年六月、ジャニーン・カレと結婚し、パ

一方で、たとえばサリヴァン(55)は〝verbal psychotherapy ではなく vocal psychotherapy である〟として患者の話の内容ではなく語りのイントネーション、速さ、音調の変化に注意を促した。同じことをロラン・バルト(4)が指摘しており、聞き手に印象を与えるのは、語りの内容よりも、声の抑揚や倍音であるという。ともに声のもつ身体性に注意しており〈聞くように（身体性を）見る〉聞き方といえるかもしれない。

リから離れて『冬の旅 Le Voyage d'hiver』を執筆するが同作は完成しなかった。同年七月に『おしゃべり』＊2が書籍として出版される。当時、同書はほとんど注目されなかったが、モーリス・ブランショが序文をつけて一九六三年に再版したところ、大変に評判となった。一九四七年に息子ギョーム、一九五一年に娘エリザベートが生まれている。

一九五二年に執筆活動をやめ、「小説を書くことに満足できず諦めた」と知人にもらしていた彼は、一九五七年にアルジェリア戦争に反対する委員会に参加したり、作曲家ブーレーズの活動に参加したりするなど、社会活動に専念するようになった。しかし、十年以上かけて、一九六〇年に『子供部屋 La Chambre des enfants』を発表する。

一九六五年六月、彼がもっとも愛した娘エリザベスがまだ十四歳という若さで、彼の目の前で溺死する。これは第二の、そしてデ・フォレにとって大きな喪失体験で、彼はうつ状態に陥り、自己破壊的 morbidité autodestructice になることもあったという。＊3 デ・フォレは、一九六七年に『海のメガイラたち Les Mégères de la mer』を発表して以後、一切、文学作品を発表しなくなる。かわりに、息子と映画に出演したり、一九六六年から絵画制作を始めたりするようになった。また一九七五年から後に『Ostinato』の題でまとめられる断片を書き始める。同時期の彼が執筆したのは翻訳程度で、一九七八年には描き溜めた絵画をポンピドゥーセンターで展示する活動などに専念していた。

娘の死後、発表する意図なく書いていた断章を一九八四年から雑誌に発表するようになり、一九八七年、死が濃厚に描かれた『サミュエル・ウッドの詩 Poèmes de Samuel Wood』の発表を挟んで、『Ostinato』が一九九七年に出版された。彼は生涯、娘の死にはっきりと触れることなく、二〇〇〇年十二月三〇日、肺炎で死去した。八十四歳だった。

＊2 『おしゃべり』について　ブランショは、(5)真があるともないともいえない中性性を描いたとして評価した。ほかの同書の評価としては、自己と世界の分裂の解決、語りの自滅、言葉を話さない存在＝インファンスと至高性、(48)言葉への不信と沈黙の重視、(13)循環し目的のない語り、ドゥルーズのいう特異性、(52)嘘のパラドックス、(22)死と幼少期や起源の関係性、行為遂行的表現(18・60)を描いているなど、多彩に論じられている。本邦では佐藤(51)が、発語と書記による対話の混同や、現実と虚構が重なる場を描いた作品であると指摘している。柿内は、(25)内容以上を伝えない言葉の無力さ、話すほど語りの行為自体に重点がおかれ、内容の信頼性が低下してしまう悲劇性が描かれていると述べている。以上の論者に共通しているのは、言葉は信頼できないが、虚構という別の力を持っているという点だろう。(51)

さらに『おしゃべり』以外のデ・フォレ論では、言葉への嫌悪、何も伝達しない言語、語りと書くことの混乱、(49・50)ニヒリズム

Ⅱ　デ・フォレの診断

デ・フォレは愛娘の早逝を契機に約十年間、うつ状態となり執筆しなくなった。しかし、デ・フォレは『冬の旅』のように作品を未完のままで放置することがしばしばあり、出版された作品も完成までにかなりの時間を必要とした。したがって、執筆活動の多寡だけで彼がどの程度のうつ状態か判断ができない。執筆以外の社会的活動や絵画制作は行っていたことを考えると、デ・フォレのうつは薬物療法が必要なほどではなく、悲哀に近いものだった可能性がある。

事故後に、発表する意図なく執筆され始めた『Ostinato』は、子供時代、軍隊時代、結婚、娘の事故のことなどが極めて抽象的に記され、後半は言語や記憶に関する省察となる。本作を自伝と考えるかは見解が分かれ、新しい形式の自伝 autobiographie nouvelle とする論者[12・48]、内的自伝 inner autobiography であり自伝とフィクションが曖昧な作品という指摘[39]、むしろ反自伝であるなど様々な指摘がある[44]。なおデ・フォレ自身は『Ostinato』を自伝的な観点から書いていないと明言し、記憶ではなく言語から書いた、つまり記憶に基づいてではなく言葉の浮かぶままに記したという主旨のことを述べている。

注目されるのは、『おしゃべり』執筆当時に書き記された〝言語に不信をもっている〟という一文と、『Ostinato』における〝書くこと écriture は呪いであり、苦しみである〟という一文である。書くことは彼にとって救いにならず、〝死の近くに向かわないように pour se garder mieux dans le voisinage de la mort〟行ったのは、むしろ〝音楽を聴く〟ことだった。

彼の伝記的事実から注目されることは、もともと音楽家になりたいと考えていたこと、愛娘を亡くした後に書くのを中断して絵を描く——理由は不明だが彼の友人たちは絵画制作に賛成せず、また彼自身、後に絵に興味があったわけではなかったと告白している——、あるいは映画製作に参加するなどの活動をしていた

の解放としての他者の愛[8]、自己と世界との分裂の解決を描いた作家と評価されている[48・50]。佐藤は[51]〝書くこと〟〝書かれること〟〝読むこと〟〝読まれること〟の関係の中で作家と読者の関係性に注目した作家と指摘している。

＊3　〝自己破壊的〟が具体的にどのようなものだったかの記載はなく不明である。また、彼のうつについても詳細は不明だが、『Ostinato』では〝彼自身の人生における悲痛な出来事 événement déschirant de sa propre vie〟という文章の次に〝不眠 insomnie〟〝涙 larmes〟〝彼女の追悼の狂気 la foi de son deuil〟〝彼の狂気の中で dans son délire〟などの単語、文章が散見される個所がある（文献12・一一〇五～一一三四頁）。

点である。また音楽を聴くことが救いだったこと、娘の死後、ようやく書けるようになった彼は『Ostinato』について〝リズムと変奏によって音楽に近づいている〟とし、晩年のインタビューでも文学を「書くことの戯れの変化の中で、プロソディーへ、リズムへ、そして詩へ移行したこと、それはまさに私が作曲したかったということなのでしょう C'est plutôt en variant les jeux d'écriture, en passant à la prosodie, à la rythmique et au poème que j'ai sans doute voulu composer」と答え、自身の以前の作品を「主題の変奏とフーガ」と音楽に譬えている。*4 彼自身以外にも、ラバテ(48)やマクラクラン(39)も本作にリズムをみている。

晩年まで音楽家、作曲家になりたかったと述べていたデ・フォレにとって、彼の苦悩は書くこと以外の活動によって癒されたといってもよいだろう。とはいえ、彼はやはり書いた。書くこと、音楽、絵画に共通すること(11・34・41)、それは彼自身も指摘しているリズムである(12・44)。

本章では、いったん彼の生涯から離れ、彼がうつに陥る前に執筆した〈おしゃべり〉を題材に、リズムと治癒機序について考察したい。

Ⅲ 『おしゃべり』(12)

『おしゃべり』はほぼ筋らしいものがなく、名無しの主人公が読者によびかける形で出来事を語る三部構成になっている。

第一部は、語り手が自然の中を彷徨し、その夜に酒場に入る。そこで、〝互いに理解しうる恵みに満ちた温かさ〟で〝共犯〟〝共感 la sympathie〟関係になりえそうな言葉の通じない（＝声しか発しない）美しいスペイン人女性と出会う。そして、喜びの中でスペイン人女性に向かって〝発作〟のように話し始めたところ、突然彼女から笑いを浴びせられ、語り手は大きく傷つく。

＊4『Ostinato』で興味深い断章がある。『良い声　粗悪なカウンセリング Voix Bonnes Mauvaises Conseillères』というタイトルである。この箇所についてマクラクラン(39)はデ・フォレの自問自答としているが、あるいは何らかの心理的治療を受けた経験を記している可能性も否定はできない。そうだとすると、残念ながらデ・フォレにはあまり救いにならなかったようである。対話について〝趣味で、世捨て人がふけっていた精神的遊戯（ジャグリング）jongleries mentales auxquelles se livreait un reclus en guise de passe-temps〟と表現し、喪失は定冠詞ではないので一般論という形だが〝どのような技巧的な言葉も喪失の強度を癒さないだろう……une perte d'intensité telle

第二部は、そのスペイン人女性と踊っていた男が、語り手に女性を横取りされたと怒り、深夜の公園で語り手を殴り倒す。語り手は罰を受ければ自分の心の傷つきが帳消しになると考え抵抗しない。しかし、彼の心は癒されない。そのまま朝を迎えた彼の耳に突然聴こえたのは少年たちの合唱の〝歌声 les voix〟だった。その声で語り手の疲労と苦痛は消え、心は幸福に満たされる。

ところが、第三部では急に語り手が今までの語りに嘘が混じっていると告白し、言い訳を延々と述べる。さらに語り手は読者に何度も〝あなた Vous〟と呼びかけ、読者は否応なく巻き込まれていくことになるという形で結末を迎える。

Ⅲ—1 『おしゃべり』の語り手について

第一部で語り手は、自分が〝特異性（邦訳：人とかわっているところ）la singularité がある〟と思っていたが、実際は〝際立ったところがない je ne me distingue en rien〟と自覚せざるを得ないと語る。つまり彼は自身の固有性を見失っている人物である。さらに語り手は「おしゃべりしたい」という欲求が発作 une crise としてあらわれる危機 la crise、いわば病を抱えている。そして、語りの欲求が満たされないと〝落ち込み J'ai le cafard〟〝まったく意欲を失う une totale absence de volonté〟。

ところで語り手は、他者の声によって気分が変化する。第一部では娼婦 la putain の笑いで傷つき、第二部では子どもの歌声 les voix enfantines/ les voix/ un chant で平穏な気持ちに満たされたのだった。

問題は第三部である。佐藤[51]をはじめとする論者[7・18・21・25]は、第三部でこれまでの語りを否定してメタレベルに移動していると論じている。しかし、実際には語り手は、それまでのすべてを否定していない。たとえば冒頭では〝自分は嘘つき〟と述べる箇所で自分は魔術師のような〝狂人 fou であろうか〟と反語的に問いかけ、その後、〝あらゆる人間もそうだ（嘘つき）と言える〟と語っている。つまり、第三部は、語り手が虚偽を

qu'aucun artifice verbal n'y saurait remédier〟と書き記している。一方、〝問う彼女の声を聴くのは心地よい il est bon（略）d'entendre sa voix poser des questions〟、そして〝もしお前が解決するための努力が無邪気なものであると完全に理解しているのなら、お前はそれを諦めなければならない Si tu as pleinement conscience de l'inanité de tes efforts en vue de le résoudre, il te faut y renoncer〟としていることから、対話という行為自体に、特に声に癒され、諦念に向かったということは言えるかもしれない。一方、〝彼女の声〟は、想起され彼の心をなぐさめる娘の声だった可能性ももちろんある。

述べたと告白しているだけの単純な内容ではなく、語りには否応なく真偽が混ざる、言い換えれば、言語自体に真偽不確定性があると主張していると考えられる。事実、デ・フォレが言語に不信をもっていると述べていたことは先に触れた。このために語り手が最も嫌悪するのは、語りの内容から聞き手が安易に語り手のことを理解したと考えることである（本文では〝彼らは、自分ではもう知っていることを、ぼくの口から聞きたくてうずうずしているんだ〟と表現されている）。以上から、第三部で延々と述べられていることは、語りの内容の真偽よりも、言表行為と言表内容の違い、語りに応じることと語りの理解は別という点だと考えられる。

しかし本書では、語り手のもう一つの告白を重視したい。語り手は自己描写や自己を詳しく語ることに関心を抱き続けていると述べている。一方、そのような行為に対して韜晦するように言い訳しているのは、自分について語ることが相手をいらだたせるかもしれないからだと述べている。だとすれば語り手は、ある程度真摯に自己を語っている可能性が考えられよう。特に筆者が重視する第二部の音楽体験については、〝真偽（邦訳：真正性）authenticité に異議を申し立てさせない〟と語り手は述べており、この点に〝虚偽はない〟ことになる。[*5]

以上を踏まえて、固有性を見失い、うつとなった主人公が、笑い声と歌声から、どのような影響を受けたと考えられるかを検討したい。しかし、その前に、話すことで楽になる理由を改めて確認しておきたい。

Ⅳ　面接で患者が話すこと

〈話すと楽になる〉ことはあたかも常識のようになっているが、改めてそれはなぜかを検討したものは管見の限りでは少ない。もっとも知られているのは、カタルシス効果である。フロイトが催眠から患者に語ら[(16)]

＊5　クレタ人の嘘のパラドックス構造になっている可能性も否定できず、これが本作の魅力の一つであることは間違いないが、ここで作品論を述べたいわけではないので、この点は追究しない。

せる方法へ移行したのは、アンナ・Oが要求した黙って話を聞くことが契機だった。『ヒステリー研究』では想起の重要性が指摘されているが、想起と話すことは別であり、アンナ・O自身、想起ではなく話した後に「自分の手の負えなさ」や「エネルギーをすべて失う」という実感があると述べていた。当時のフロイトは、〝表象と結びついた情動を流出し〟、〝表象の作用〟が除去されると考えていた。[16] つまり、当初、カタルシスで浄化されるのは、情動と情動と結びつこうとする表象の作用そのものと考えられていた。しかし、後年は処理されなかった興奮量が浄化されるとフロイトは考えを変えている。[17] 北山[30]は話すことは抑えられていたエネルギーが解放されると述べ、桑原[38]は〝話す〟は〝放す〟〝離す〟に通じるという指摘をしている。カタルシスについてアリストテレスが指摘した[2]〝本体に付随する負の要素を分離する〟ことは、本体への作用なのか、付随する負の要素だけに作用しているのかという議論は、『詩学』発表当時からすでにあったという。この観点からすれば、初期フロイトにとってのカタルシスは、本体への作用（表象の作用）とそれに付随する負の要素（情動）の両方の浄化、中期以後は出来事（表象）に付随する負の要素（興奮量）の浄化のみを意味していたとも考えられよう。

さて面接での語りについて例をあげて考えたい。

症例　40歳代　女性　うつ状態、境界性パーソナリティー障害

ある日の外来で、突然、幼いころに近所の男性からいたずらをされた話を始めた。主治医としては、このタイミングでどのような意味でこの話題が持ち出されたのかわからず黙って聞いていたが、やがて自ら「このことを母親に話せてすっきりした」と述べた。「話すと気持ちが和らぎますよね」と伝えると、少し考えてから「それよりもお母さんに理解してもらった方が大きいと思う」と答えた。

話すには聞き手が必要である。そして聞き手が話し手の苦しみや悲しみなどの負の感情を理解し共有したと話し手が感じることができれば、エネルギーは解放され平穏、安心感を得ることができるのだろう。カタルシスを得るには、単に話す／放す／離す語りではなく、理解し、共有する聞き手の存在が必要なのである。そうなると〈一人〉で書く行為はカタルシスを得られにくいということになるが、第四章で論じた通り、一人で書くことを技法とする治療技法は現に存在し、ある程度という限定つきで効果も報告されている。つまり聞き手（読み手）の存在を必要とするカタルシスだけでは、語りの治療的意味を説明しきれないということになる。*6

さらに『おしゃべり』でのデ・フォレの議論に引きつけるならば、〝話すことと自己を表現することは別〟であり、[48] 語りの内容とは別の側面も、語りの治療機序を考える上で重要になると考えられる。

V 言葉、笑い／歌

『おしゃべり』で語り手は、笑い声で傷つき、歌声で癒されたのだった。柿内[25]は、デ・フォレ作品の登場人物の多くが歌声に魅了されることを指摘している。デ・フォレの晩年の作品『Ostinato』では、子供と鳥、つまり語ると鳴くが重ねられている。[23]『おしゃべり』に限れば、ブランショ[5]は最後の合唱を声の昇華として重視し、ガルシア[18]も、合唱が失われた子供時代の情熱、生命性を表現していると指摘している。キニャール[47]は、音楽とは、変声期を迎えていない子供たちの声の代替物であると指摘した。では、語り、すなわち言葉と、笑い声、歌声で何が共通するだろうか。

ゲオルギアーデス[19]によれば、もともと言葉と音楽は同一のもので、ギリシャ時代にはともにムシケーとま

*6 ゲーテ[20]は〝書くことは話すことの乱用である〟と、思考する際に一人で書くことに対し否定的で、話すことのほうに軍配をあげている。また、話すことで得られる情動のカタルシスだけでは治療的価値はないという指摘[45]もある。

とめられていた。また進化論的には歌から言語へと変化したらしいことが指摘されている。[＊7] 一般に音楽は旋律、和音、リズムからなるとされるが、[19・62] これらを発語に移し替えれば旋律はイントネーション、和音は声の調子の重なりに相当するだろう。一方リズムは、言葉、声と、音楽、歌に共通する要素である。〈おしゃべり〉の語り手は、笑うというリズムをもった声と、歌のリズムに影響を受けた、つまりリズムが重要だったと考えられる。

以下、リズムに注目して議論を進めたい。

Ⅵ　リズム、タクト

リズムについてはクラーゲス[33]とバンヴェニスト[3]の議論がよく引用される。クラーゲスはリズムと拍を区別し、リズムの語源を辿り、ギリシャ語の流れる rhein からできた言葉であると指摘した。[33] 一方、バンヴェニストは、rhein はもともと形態、形を意味していたと主張している。[3・46・63] さらに不規則性を含意していたこの語が、プラトンによって規則性に変質されたと批判している。[6・46] 本章ではバンヴェニストの議論を念頭に置きつつ、主にクラーゲスの議論を参照にする。

すでに述べたが、クラーゲス[33]はリズム Rhythmus を拍 Takt（以下、タクト）と区別した。クラーゲス[33]によればリズムは生命・自然現象で、″類似の再帰 Wiederkehr″であり、計算不可能な差異を持ち続け、常に更新され変化するものである。いわば常にブレがある。またリズムには間隔が含意されていないとし、質的、強度的な上昇下降運動、極の往復、波であると述べた。一方のタクトは、人工的につくり出す間隔で、″同一の反復 Wiederholung″と定義される。タクトは、人為的規則的で同一な計算可能なものの繰り返しで、結果として何かを形成する作用をもつという。つまり rhein に形をみたバンヴェニストのいうリ

＊7　ヒトの発語はもともとネアンデルタール人の歌から始まったという仮説[43]がある。解剖学的にも言語機能と関わる左側頭葉のちょうど反側の右側頭葉が音楽と関係するという。[35・37]

ズムは、クラーゲスにとってはタクトに該当する。また、クラーゲスは、[33]タクトは精神によって作り出されると述べ、リズムとタクトの関係は非対称的で、タクトは単独ではありえず、リズムがあってタクトが成立すると主張している。*8

Ⅶ　語り手を傷つけたものと癒したもの――笑い（声）と歌（声）

声についての検討は多く、直接性、感覚性、個別性、同時性、限界性、[36]身体的でかつ精神の動きそのもの[56・57]と指摘され、プルーストは声の質感、[36]バルト[4]は声のきめを重視した。いずれの議論にも共通しているのは、声のもつ身体性と、具体的な意味内容の伝達を重視していない点である。

本作では言葉の通じない娼婦の笑いに語り手は打ちのめされたのだった。言葉の通じない彼女の笑い声は、情動という身体性に結びついたものを直接的に表現し、さらにそれが〈何を意味するか〉を正確に伝えるものではなかった。状況から〈馬鹿にされているのではないか〉と推測させるだけである。笑い声は、先に指摘した通り、具体的な意味を伝達する機能を欠いている。思わせぶりで、意味ありげなものでしかない。

さてスペイン人女性は娼婦 la putain だったのだが、〈娼婦の笑い声〉の意味を考えたい。それは la putain とほとんど発音が同じ（un）peu-de-temps な笑い声ではないだろうか。つまり少し間がある／ほとんど間がない、規則的なタクトではなく、変動するリズムだった。また、笑い声にはもう一つの要素がある。笑いは通常、高い調 ton で響き渡る。Ton 、すなわち緊張 Tonus である。[10]『おしゃべり』における娼婦の笑いは、言葉が通じないがために意味不明で語り手を打ちのめしたのではなく、正確には、リズムと声という二重の身体性だけで意味を伝達しなかったため、語り手を情動的に緊張 Tonus させ、疲弊させたのである。

では、語り手を癒した歌はどのように考えられるだろうか。一般に歌唱、特に教会で歌われる作品は作曲家

＊8　クラーゲスは[33]リズムとタクトを、睡眠と覚醒、または意識と無意識の反復で説明している。またヤスパースは『精神病理学総論』[24]でこのクラーゲスのリズム論を引用している。

がいて、譜面に書き起こされている。そして、そこにはリズム指定があるはずである。これは作曲家が人工的に指示しているという意味で、クラーゲスのいうタクトに該当する。さらに、歌うという行為自体も、指揮者が拍をとって、それに従うことになり、これもクラーゲスのいうタクトである。つまり、歌声は二重のタクトで、生命のリズム性が間接化されている。さらに歌は歌詞をもっており、明らかな意味伝達性を持っている。

タクトのもつ人為性がある種の安心感を与えることについて、ヴォリンガーの芸術論[62]が参考になる。ヴォリンガーによると私たちが芸術鑑賞で満足感を得るいくつかの意味の一つに抽象作用、抽象衝動の充足があるという。[62]具体的にはピラミッドなどの幾何学的、法則性のある人工的リズムやシンメトリーに美を感じることである。ヴォリンガーは私たちがこのようなものに美を感じるのは、かつて自然界にあった無秩序や混沌に私たちが恐怖感や不安を抱いていたことに起因し、これらを観ることで私たちが安静になるのだと指摘している。またニコラ・アブラハムとマリア・トロークは、本章のタクトに該当すると思われる〝予測成就する反復リズム〟が〝その予測可能性から情動を鎮静化する〟と指摘している。[1]

すなわち、身体性、生命性と直結する不規則なリズムと無意味性が人を傷つけ、生命性をある程度間接化する規則的タクトと意味伝達性が人を癒す可能性があると考えられる。ところで生命的リズムは人を癒すと考えるのが通常であろう。[42]しかし、人間にとってリズム形成のもとになる海、太陽、月などは、同時に畏怖の対象でもある。海は時に波で人をさらい、太陽や月は日食や月食で欠け、姿を消すことさえある。[42]リズムは安心をもたらす一方で、不安をもたらすことがあるということであり、本章ではリズムのもつ不安をもたらす側面に注目したといえる。またリズムは、生命直接性に加えて、意味伝達性の欠如が問題であることを指摘した。リズムのもつ不安をもたらす側面をより厳密に表現すれば、〈意味が不明瞭な生命性〉と考えられるかもしれないが、*9 この点は稿を改めて考えたい。

*9 この点は杉林稔先生から頂戴したコメントからの考察である。杉林先生に深謝申し上げたい。

さて、『おしゃべり』を範例として引き出されたリズムとタクトの意味を、臨床に落とし込むことは可能だろうか。以下、日常臨床でみかけるごくありふれた症例を例にして検討したい。

Ⅷ　面接のリズムとタクト

来院しても同じ内容の話でこれといった展開もなく、いわゆる洞察を得ることもないまま、面接だけのために定期的に訪れる患者が一定数いる。このような患者を前にして、治療者として本当に患者の役に立っているのだろうかと疑問に思うことがあるが、意外にも患者から「助かっています」「面接室は私の居場所です」と感謝の念を伝えられることがある。もちろん社交辞令の可能性もあるのだが、このような面接で患者が何を得ているのか、私は疑問だった。これまでの議論から患者たちは、面接で話すことでカタルシスを得るだけではなく、定期的に会うという行為自体のリズム・タクトで安心感を得ていると推測できる。そして、この話す以前に形成されるリズム・タクトは、あらゆる面接技法の治癒機序の基盤の一つではなかろうか。

面接のリズムについては精神分析ですでに議論がある。面接頻度によって精神分析か精神分析的面接（力動的精神療法）か分けるべきという議論、[14・32] リズムが転移のありかたを変えるという指摘などである。[59] 十川[58]はリズムのもつ治療的意味を重視している。十川によれば、リズムが欲動を一定の強度に保ち、欲動の動きに患者がもちこたえられるようになることが精神分析の治療効果の一つではないかと指摘している。

本書は精神分析理論を検討することが目的ではないので、これまでの議論に戻る。リズムは生命性と身体性をもつ差異のある繰り返しで、予測不可能ゆえに不安惹起性があると考えられた。一方のタクトは、人工的なもので規則性があり、予測可能であった。このため、トロークやヴォリンガーが指摘する通り、不安を鎮静化するのだろう。そして話すことは、声というリズムを用いつつ、文法や発音規則など音を拘束するタクト性を伴い、これらによってリズムが間接化されると思われる。*10 また言語が意味内容を伴っていることで[6]、前節で触れたようにリズムのもたらす不安を軽減している可能性がある。そして治療者と患者が約束して反復する面接は、約束という人為性からタクトに該当するだろう。*11

まずは面接タクトの働きについて、具体的症例を提示してみてみよう。

症例　70歳代　女性　不眠

内服が睡眠薬一種類だけの例である。近況報告や夫婦間の愚痴程度の対話しかしていないので、患者にとって外来通院はほぼ内服を取りに来るだけになっている。

この場合の外来通院というタクトは、患者に予定の調整を強いているために、彼女の生活リズム・タクトを攪乱しているだけともいえる。もし患者にとって面接タクトが不要なら、患者は来院しなくなるか、別に通院している内科で睡眠薬を処方してもらいたい旨を要望すると考えられるが、彼女は今も通院している。

症例　60歳代　女性　うつ病

抗うつ薬一種類だけで一日一回のみの低用量の薬物療法で通院している患者である。外来では姑や夫、知人の愚痴、自分がどれだけ苦労しているかを涙ながらに話し続けることを繰り返している。一度、治療者なりの考えを述べたことがあるが、「そうですね」と軽く返答されるだけだったことから、相槌程度で一定時間拝聴しているだけである。

症例　50歳代　女性　うつ病

*10　デリダ[10]は声が与えるのはリズムであると指摘している。また、話すことが主体性を形成し[10,29]、相互に言葉を交わすことが意味を析出する[6]という指摘もある。声と話すことの意味は、本文で触れた意味伝達性以外の観点から考察する必要がある。

*11　精神科治療はタクト性が強いといえるかもしれない。たとえば睡眠薬は、睡眠覚醒リズムを直接的に調整する。ほかにも電気けいれん療法や内服行為自体も〝ある間隔で飲む、行う〟ということの意味を考えてよいかもしれない。なおクラーゲスはリズムにタクトが重なるとしていたが[33]、タクトがリズムに影響する可能性は述べていなかった。本章では、少なくとも精神科臨床においてはタクトからリズムへ影響がある可能性を指摘しておきたい。

仕事環境の変化が大きく、それに伴い気分変動が大きい患者である。うつが著しい時には妄想的になることもあった。そのような時に面接時間をある程度とるのだが、そうすると「ここで話を聞いてもらって落ち着きました」と帰宅するのだった。

日常的な面接は前述の三つ、あるいはいずれかの中間に概ね位置づけられると考えられる。通院する、通院して患者だけが話す、通院して治療者と患者が話し合うという面接自体のタクト、面接内で治療者に向かって話すだけで生まれるタクト、面接内で治療者と言葉を交わすことで生じるタクトなどによって、生活リズムの変動やタクトの攪乱を安定化している可能性である。微妙な違いになるが、語り以外のリズムとタクトもある。

症例　30歳代　男性　自閉症性スペクトラム障害、うつ状態

規則的な業務から、不規則で対人接触の多い職場への異動によってうつ状態となった例である。趣味の作業をしていると過集中になりやすく、その後、疲弊することを繰り返し、本人は疲弊状態をうつと表現していた。このため、過集中になりやすい傾向と疲弊の関係を説明し、自分なりにリズム（正確にはタクト）をつくって「やりすぎない」「休みの時間をつくる」ことを面接のたびに伝えた。

ほどなくして患者の方から「最近は調子が安定してきた」「自分なりのリズムがつかめてきた」と話すようになった。患者はそのような報告をし、治療者から肯定的な反応を受け取るというタクトに満足しているようだった。

本例は患者の特性ゆえに、生活リズムを自身のタクトによって攪乱していた。治療者はそのメカニズムを

繰り返し伝えること（タクトを打つ）で、患者自らがタクトを調整できるようになった。繰り返し確認するかのように同じ話をすること（タクトを打つ）は、患者が十分に理解し、自分の変化を実感するだけの〈時間が流れた〉ことを患者に感得させて（タクトは間隔を有する非連続であるがゆえに時間を意識させ、[19] 発語は時間を形成する）[1・51] 安心感を与えたと考えられる。*12

IX 駆動力としてのリズム

面接で生まれるリズムとタクトは、患者が語ることの治療機序の重要な要素と考えられた。では、リズムとタクトは面接そのものに対しては、どのような意味をもつのだろうか。

第七・八章で面接の対話で生まれる螺旋性について論じた。リズムそしてタクトは、流れ、反復、回帰を生む。つまり、それ自体が動きである。面接で生み出されたリズムとタクトも、前章の Corpus の更新同様、螺旋運動の駆動力になると考えられる。*13

ところでリズム、タクトとしての対話には沈黙も重要である。コルバン[9]は聞くことや思考には沈黙が必要で、言葉は沈黙を基体とすること、沈黙も何かを伝達しえることをガブリエル・マルセルやパスカル・キニャールを引用して論じている。ブランショもデ・フォレ論で[7]〝一拍目の無音から言葉が始まる〟と指摘していた。治療者は、言葉のみならず沈黙もうまく用いながら、患者との対話にリズムとタクトを生み出し、面接が固定しないように螺旋運動を促していくことが必要になると考えられる。

*12 『おしゃべり』でも、語り手は話すこと自体でうつを回避していたともいえる。デ・フォレ作品は初期からリズムが重要だったという指摘がある。[39] リズム・タクトという観点を重視すると、この作品の形式だけではなく内容も含めて、これまでと異なる理解ができるかもしれない。

*13 デ・フォレと彼の此的螺旋性について触れておきたい。彼はそもそも作曲家になることを望んでいた。『Ostinato』がリズムを意識して書かれていたことは触れたが、ガルチア[18]も『おしゃべり』の表現に一種のリズム、遅延、間隔、差異があると指摘している。デ・フォレは音楽家、作曲家にはなれなかった。しかし、晩年、言語のもつ音楽性に再接近して作品を生み出していくという形で、デ・フォレは此的螺旋性に回帰したように思われる。ただし、痛ましいことに、最愛の娘の死による傷つきという出来事 ēventus によってもたらされたのだが。

文献

（1）Abraham, N., Torok, M.: L'écorce et le noyau. Flammarion, Paris, 1987（大西雅一郎、山崎冬太監訳『表皮と核』松籟社、二〇一四年）
（2）Aristotelēs: Poetica.（三浦洋訳『詩学』光文社、二〇一九年）
（3）Banveniste, É.: La notion du ‹ rythme › dans son expression linguistique. Problémes de linguistique Générale I, Gallimard, Paris, 1966
（4）Barthes, R.: L'Obvie et l'obtus. Seuil, Paris, 1982（沢崎浩平訳『第三の意味』みすず書房、一九八四年）
（5）Blanchot, M.: Le Bavard suivi de La Parole Vaine. Union Générale, Paris, 1963
（6）Blanchot, M.: Grâce（soit rendue）à Jacques Derrida. In Revue Philosophique de la France et l'Etranger. Universitaires de France, Paris, 1990（上田和彦訳「ジャック・デリダのおかげで（感謝を）」高橋哲哉、増田一夫、高桑和巳監訳『デリダと肯定の思考』未来社、六七～七九頁、二〇〇一年）
（7）Blanchot, M.: Une Voix venue d'ailleurs. Gallimard, Paris, 2002（守中高明訳『他処から来た声』以文社、二〇一三年）
（8）Bonnefoy, Y.: Une écriture de notre temps. In La verité de parole. Mercure, Paris, 1988, pp115-259
（9）Corbin, A.: Histoire du silence Albin Michel, Paris, 2016（小倉孝誠、中川真知子訳『静寂と沈黙の歴史』藤原書房、二〇一八年）
（10）Derrida, J.: Ulysse gramophone. Galilée, Paris, 1987（合田正人、中真生訳『ユリシーズ　グラモフォン』法政大学出版局、二〇〇一年）
（11）Derrida, J.: Scribble. Flammarion, Paris, 1977（大橋完太郎訳『スクリッブル』月曜社、二〇一〇年）
（12）des Forêts, L.R.: Œuvres complètes. Édition présentée par Rabaté D. Gallimard, Paris, 2015
（13）Durand, T.: Le Sujet En Souffrance Dans L'œuvre De Louis-Rene Des Forets: Ainsi Nous ne Vivons Jamais, Mais Nous Esperons De Vivre - Pascal, Pen. French Forum 26: 91-110, 2001
（14）藤山直樹「週一回の精神分析的サイコセラピー再考」（『精神分析研究』59、二六一～二六八頁、二〇一五年）
（15）福原真知子監修『マイクロカウンセリング技法─事例場面から学ぶ─』（風間書房、二〇〇七年）
（16）Freud, S.: GW I. Fischer, Frankfrut a. M.（芝伸太郎訳「ヒステリー研究」『フロイト全集2』岩波書店、二〇〇八年）

(17) Freud, S.: GW X. Fischer, Frankfurt a.M.（福田覚訳「精神分析運動の歴史のために」『フロイト全集13』岩波書店、二〇一〇年）

(18) Garcia, P.M.: Autour de la crise du héros: Le Bavard de Louis-René Des Forêts ou la parole en quête d'origine. Thélème. 15: 97-111, 2000

(19) Georgiads, T.G.: Musik und Sprache. Springer, Berlin, 1954（木村敏訳『音楽と言語』講談社、一九九四年）

(20) Goehte, J.W.: Dichtung und Wahrheit. Zweiter Tei. HA9, Hamburg, 1948（山崎章甫訳『詩と真実　第二部』岩波書店、一九九七年）

(21) Huglo, M.P.: Le sens du récit. Universitaires du Septentrion, Lille, 2007, pp57-67

(22) 今関泰子「ずるい子供―バタイユ「文学と悪」における小児性とデ・フォレ「オスティナート」における子供―」（『フランス文学語学研究』34、一一～一二頁、二〇一五年）

(23) 今関泰子「〈反〉自伝としてのルイ＝ルネ・デ・フォレ「オスティナート」」（『フランス文学語学研究』35、一九～三〇頁、二〇一六年）

(24) Jaspers, K.: Allgemaine Psychopathologie. Vierte Auflage. Sptinger, Berlin, Heidelberg, 1946（内村祐之、西丸四方、島崎敏樹、岡田啓蔵訳『精神病理学総論上中下巻』岩波書店、一九五六年）

(25) 柿内達夫「言葉の充溢・言葉の虚ろ：ルイ・ルネ・デフォレの作品に関する小論」（『仏文研究』4、一～二〇頁、一九七七年）

(26) 神田橋條治『技を育む』（金剛出版、二〇一一年）

(27) 神田橋條治『精神科面接のコツ』（岩崎学術出版、一九九〇年）

(28) 神田橋條治『治療のための精神分析ノート』（創元社、二〇一六年）

(29) 梶田裕「主体なき口頭性―アンリ・ミショーにおけるリズム」（塚本昌則、鈴木雅雄編『声と文学』平凡社、三三四～三五三頁、二〇一七年）

(30) 北山修『幻滅論』（みすず書房、二〇〇一年）

(31) 北山修、黒木俊秀編『語り・物語・精神療法』（日本評論社、二〇〇四年）

(32) 北山修、高野晶『週一回サイコセラピー序説』（創元社、二〇一七年）

(33) Klages, L.: Vom Wesen des Rhythmus Gropengiesser, Zürich, Leipzig, 1923（杉浦實訳『リズムの本質』みすず書房、一

九七一年）
（34）Klee, P.: Über die moderne Kunst, Benteli, Bern, 1945
（35）Koelsch, S.: Brain & Music. Wiley-Blackwell, New Jersey, 2012（佐藤正之監修『音楽と脳科学：音楽の脳内過程の理解をめざして』北大路書房、二〇一六年）
（36）工藤進『声　記号に取り残されたもの』（白水社、一九九八年）
（37）國安愛子『情動と音楽』（音楽之友社、二〇〇五年）
（38）桑原和子『カウンセリングで何がおこっているか』（日本評論社、二〇一〇年）
（39）Maclachlan, I.: Louis-René des Forêts and Inner Autobiography. Legenda, Cambridge, 2020
（40）Makover, R.B.: Basics of Psychotherapy APA, Virginia, 2017
（41）Maldiney, H.: Art et existence, Klinicksieck, Paris, 1985
（42）三木成夫『リズムと生命』（河出書房、二〇一三年）
（43）Mithen, S.: The Singing Neanderthals: The Origins of Music, Language, Mind, and Body Harvard University Press, Harvard, 2006（熊谷淳子訳『歌うネアンデルタール—音楽と言語から見るヒトの進化』早川書房、二〇〇六年）
（44）水野雅司「自らを書き換える物語—ルイ＝ルネ・デ・フォレの「狂った記憶」について—」（『言語・文化・社会』6、八五〜一一一頁、二〇〇八年）
（45）Monk, G., Winslade, J.: When Stories Crash. Taos, Ohio, 2013（池田真依子訳『話がこじれたときの会話術』北大路書房、二〇一四年）
（46）西山達也「「すべてはリズムである」：思弁的翻訳論への序説」（『国際文化論集』27、一八三〜二一六頁、二〇一二年）
（47）Quignard, P.: Le Nom sur le bout de langue. Gallimard, Paris, 1985
（48）Rabaté, R.: Louis-René des Forêts, la voix et le volume. Corti, Paris, 2002
（49）Roth, N.: Sigmund Freud's Dislike of Music: A Piece of Epileptology. Bull. N. Y. Acad. Med. 62: 759-765, 1986
（50）Roudaut, J.: Louis-René des Forêts. Seuil, Paris, 1995
（51）佐藤典子『ルイ＝ルネ・デ・フォレ』（水声社、二〇一〇年）
（52）Serrais, C.: Je suis celui qui parle, L'interruption de la lecture dans le Bavard de L-R Des Forêts. Trans 8: 2009 DOI: 10.4000/

trans.312
（53）Storr, A.: Churchill's Black Dog and Other Phenomena of the Human Mind. Grove, New York, 1988（今井幹晴訳『天才はいかにうつをてなづけたか』求龍社、二〇〇七年）
（54）菅野泰蔵『カウンセリング解体新書』（日本評論社、一九九八年）
（55）Sullivan, H.S.: The Psychiatric Interview. Norton, New York, 1954（中井久夫、松川周吾、秋山剛、宮崎隆吉、野口昌也、山口直彦訳『精神医学的面接』みすず書房、一九八六年）
（56）高木裕編『〈声〉とテクストの射程』（知泉書房、二〇一〇年）
（57）塚本昌則、鈴木雅雄編『声と文学』（平凡社、二〇一七年）
（58）十川幸司『フロイディアン・ステップ』（みすず書房、二〇一九年）
（59）飛谷渉『精神分析たとえ話』（誠信書房、二〇一六年）
（60）Wall, A.: Au-delà du langage, c'est la mort d'un bavard. Études Litéraires. 2282: 137-153, 1989
（61）Winston, A., Rosenthal, R.N., Pinsker H.: Learning Supportive Psychotherapy: An Illustrated Guide. APA, Virginia, 2012（大野裕、堀越勝、中野有美監訳『支持的精神療法入門』医学書院、二〇一五年）
（62）Worringer, W.: Abstraktion und Einfühlung, Piper, München, 1921（草薙正夫訳『抽象と感情移入』岩波書店、一九五三年）
（63）山下尚一「リズム概念と語源について―アルキロコスと人間の倫理―」（『駿河台大学論叢』49、二七〜四一頁、、二〇一四年）

第十章　面接で治療者が行うこと　スピノザ『神学・政治論』を読む

精神療法の源流は、フロイトから始まり、催眠、メスメル、あるいは一気に古代シャーマンまで遡って論じられることが多い。[5・6・32・33・37] しかし有史以来、私たちは様々な工夫をしながら心の病を癒してきたはずである。催眠や精神分析が歴史に登場する以前、十九世紀と古代の間に、精神療法の源流を求めると、一人の人物にいきあたる。スピノザである。

スピノザの主著『エチカ』[49]第5部定理20備考には、感情の治療 Remedia Affectum*1[1・3・11・12] という箇所がある。[38・39] これまでも、この部分が精神療法と関連があること、[4・29・50・59] 特に精神分析、[2・35] 認知療法、[26] 論理療法と親和性があると指摘されてきた。しかし、本章では後に述べる理由から『エチカ』ではなく、『神学・政治論』から取り出されるスピノザの思考方法を参照する。

スピノザには、うつ状態に陥った知人を助けたという伝記的事実がある。本検討では、裸性のあるいは元始の精神療法家、癒す人 homo curans*2 としてのスピノザの実践について考えたい。

*1　この種の論考は多数ある。他に文献（14・20—22・27・36・41・44・55・56）がある。

*2　homo curans という言葉は、石井の著作[16]からヒントを得た。マックス・シェーラーがハイデガーの『存在と時間』について言及した際に使われた言葉であったという。シェーラーがどのような文脈で用いていたか興味深いが、残念ながら見つけ出すことができなかった。

I　スピノザの気質(9・31・58)

スピノザの生涯はあまり大きな出来事がないと指摘される。(9・31・58) 表にまとめたが、詳細は参考文献にあたっていただくとして、本書ではスピノザの気質について検討する。

スピノザは対人関係で非常に不器用だった。商人時代、怪しい人物との交渉で、正直に話し合いをして殴られてしまったり、オランダがフランスに攻められた際、フランス軍指令官で、文化交流を好んだコンデ公の誘いで被占領地域に赴き、何事もなかったように自宅に帰って、スパイ容疑をかけられたりすることがあった。本人はまったく底意なく行動し、周囲が自身の言動の意味をどう受け取るかについて極めて楽観的だった。当然、自分の意図が理解されていると考えていたのである。スピノザは、他者の知性を信じ切っていた。彼は抽象的に政治を論じることはできるが、駆け引きが出来ず、現実的な意味での政治行動はできなかった。友人は少数に限られ、特に破門後はほとんど一人だったが、そのことを苦にしている様子もなかった。

破門の際も、スピノザが謝罪さえすれば許され、年金まで出される可能性があったが、本人は体裁だけで行動したくないとその提案を退けた。また、大学教授への招聘や宮廷に招かれることがあったが、それらを全て断った。スピノザは経済的に決して豊かではなかったが、自分が満足できる生活ができればそれ以上は望んでいなかったようで、友人からの支援、遺産相続はおろか、ルイ十四世からの資金援助さえも断った。スピノザは友人への書簡に、金銭や名誉には関心がないと書いている。

スピノザは、形式的で世俗的な事柄を嫌悪していた。あるいは、他人と何らかの情緒的つながりができることで負債感を抱くような敏感さがあり、それを避けようとしたのかもしれない。一方で鈍感さもあり、彼の著作が多くの批判を浴びた時も、そのことについてほぼ無関心だったという。

表　スピノザ小伝

1632年 11月24日	オランダ共和国アムステルダムのポルトガル系ユダヤ人コミュニティーで生まれる
1638年	母ハンナ・デボラ死去
1639年	法律学院に入学
1652年	ファン・デン・エンデンがラテン語学校を開設。スピノザはここでラテン語を学ぶ
1654年	父ミカエル死去。弟とデ・スピノザ商会を継ぐ
1656年	無神論の告発を受け、ユダヤ教会から破門される
1661年	レインスブルフへ転居。『神・人間及び人間の幸福に関する短論文』『知性改善論』を執筆
1663年	フォーブルフへ転居。『デカルトの哲学原理』（ラテン語）出版。翌年、オランダ語版出版
1665年	『エチカ』執筆を中断して『神学・政治論』の執筆を始める
1669年	ハーグへ転居
1670年	『神学・政治論』をラテン語で出版
1672年	フランス軍がオランダに侵攻。デ・ウィット兄弟が民衆に虐殺される
1673年	ハイデルベルグ大学教授就任の招聘を辞退。フランス占領軍司令官コンデを訪ねる
1674年	『神学・政治論』が発禁処分を受ける
1675年	『エチカ』完成。出版は断念
1676年	『国家論』の執筆を始める。ライプニッツと面会
1677年 2月21日	肺疾患のために44歳で死去。同年12月に友人たちによって、『エチカ』『知性改善論』書簡などを含んだ『遺稿集』（ラテン語版、オランダ語版）が出版される
1679年	『遺稿集』が「不敬で無神論的、冒涜的な書物」として禁書となる

＊文献51から引用改変

以上のように、俗世への関心の薄さ、形式的なものへの嫌悪、政治的行動を不得意としていたこと、抽象性への嗜好、交流関係の狭さなどから、スピノザはクレッチマーのいう統合失調気質だったと考えられる。ASDとの鑑別については、まずスピノザの幼少時代に特別、特異なエピソードがない。また、一見、他者の心情を感知できず、関心がないようにみえるが、むしろ他者を信じきっており、[51—54] 他者と幸福な関係を結び、共同体をつくることを夢想していた。[46] 以上から、ASDの可能性はさしあたって否定的と考えられる。また他の精神疾患の診断もつかない。

II ファン・ローンのうつとスピノザの〝治療〟

II—1 伝記的事実[9]*3

ヨアンニス・ファン・ローンは、一六〇〇年にアムステルダムで生まれた。十七歳でライデン大学に入学し、医学を学んで医師になった。彼は当時のオランダの自由な学問的雰囲気を体現するような人物だった。さらに、政治家、学者、芸術家、宗教家など、幅広い交友関係をもち、多くの貴族の主治医を務めていた。初めてスピノザと出会ったのは一六五〇年三月ごろで、スピノザはまだ十八歳だった。ラテン語とタルムードを学んでいた利発な少年にファン・ローンは強い印象を受けたようで、その後も共通の知人を通じて、スピノザと度々会っていた。一六五六年、街中で暴漢に襲撃されたスピノザ[31・52]をファン・ローンが治療してから、政治状況について腹蔵なく話しあう仲になり、スピノザがアムステルダムから離れる一六六〇年まで、彼らの交流は続いた。

地元の名士だったファン・ローンは、同時代に活躍していたレンブラントを敬愛し、経済的に援助をしていた。しかし、一六六九年十月にレンブラントが死去し、このことにファン・ローンは大変な衝撃を受けた。

＊3 桜井[45]は、状況証拠に基づくものの、ファン・ローンの文献は偽書の可能性があると指摘している。しかし本章では、ファン・ローンのエピソードはあくまで考察のきっかけであり、國分や上野らによって指摘されたスピノザの思考法が、精神療法の技法に通じている点を論じることが目的である。ファン・ローン文献の真偽は専門家の方におまかせしたい。なお、渡辺[9]は〝ファン・ローンの伝記は誰もまだ注目していない〟と一九九六年出版の自著に記しているが、これは誤りである。一九七八年に出版された清水禮子による『破門の哲学』[46]の注ですでに引用されている。

周囲は彼の悲嘆の強さを心配し、ファン・ローンの友人の一人ホイヘンス（物理学で有名なホイヘンスの父親で外交官だったコンスタンティン・ホイヘンス）は、彼にスピノザと話しあうことを勧めた。とはいえ、ファン・ローンはスピノザの思想については〝大して理解していなかった〟し、そもそも神学や哲学は彼の趣味に合わなかった。

当時のファン・ローンの主な症状は〝理由不明の後頭部のしびれるような痛み〟だった。また、彼の言葉を使えば〝レンブラントがいなくなったという事実が苦しいのではなく〟つまり悲哀感というより、〝一切の努力が空しくなってしまった〟という意欲の低下が主な苦痛だった。

スピノザはファン・ローンのもとを訪れると、まずごく普通の話題から対話を始めた。スピノザもレンブラントの絵画を好んでいたので、レンブラントの死にショックを受けたことを話し、ファン・ローンにレンブラントの晩年の様子や葬儀の様子などを聞かせてほしいと伝えた。ファン・ローンは喜んで応じ、スピノザは三日間、ファン・ローンの話に耳を傾け続けた。そして、このまま放っておくと、施設（当時の病院）行きになってしまうとファン・ローンに伝え、それを避けるために〝全部書くこと〟をアドヴァイスした。その約四か月後、〝効き目があらわれ〟、ファン・ローンは友人の誘いを受けて、遊びに出かけられるようになった。

その後、ファン・ローンは、普通の喪失感を超えた病的状態にどうしてなったのかを考えるようになり、問わず語りに、祖父母と父親のことをスピノザに繰り返し話すようになった。それはオランダ独立戦争時に海軍で勇敢に戦った祖父と、敵に包囲され食事もままならない状況で子どもを生んだ祖母、わずか十五歳の時に祖父と同じく武勲をあげようと海戦に参加したが、戦闘中に失神して発砲に怯えて泣きわめく状態になった父の物語だった。ファン・ローンの父は戦後、〝あらゆるものに憎悪と呪詛をなげかける性格破綻者〟になり、自棄的で些細なことで怒り出すようになった。そして、子供たちのつくったおもちゃの船を踏みつぶしたり、火に投げ入れたりしたという。ファン・ローンにとって、父親は恐怖と憎悪の対象でしかなかった。

スピノザは、自分の父親を軽蔑すべき人物であると吐き捨てるように話したファン・ローンに向かって、「おわかりになりませんか」と問いかけた。わからないと繰り返すファン・ローンにスピノザは、以下のような見解を話したのだった。

「お父さんはおそらく、当時元気旺盛だったお祖父さんの野心と精力をお持ちだったのでしょう。しかし、お父さんはお祖母さんが恐ろしい経験をなさった瞬間に生まれました。（略）この二つの性格がお父さんの心の中でぶつかり合って争ったのです。二つのうち強い方が勝ちました（略）その結果、お父さんは世間を憎むようになられた（略）お父さんは自身を憎んでいたからです」

それを聞いたファン・ローンは、父親は単に冷酷だったのではなく、子供である自分たちに復讐したかったのかもしれないと考えるようになった。続けてスピノザは、

「子供たちはお父さんの一部だった（略）子供たちを責めながら、本当は、お父さんはご自身を責めていたのです」

と述べた。この対話の後、ファン・ローンは二度とうつに陥ることはなかったという。

II―2　ファン・ローンのうつの診断とスピノザの行ったこと

ファン・ローンのうつ状態は詳細が記されていないことから不明な点も多いが、少なくとも食欲低下や睡眠障害、後頭部痛以外の生気的症状（胸部不快感や喉頭部異物感などの特徴的身体症状）、日内変動、著しい精神運動制止、罪責感、過去志向性などを認めていないことから[(9)]、内因性のものとは考えにくい。そもそも敬愛する友の死という契機が明確で、スピノザの介入があったにせよ四か月あまりで改善していること[(9)]を考えると、反応性のうつだったと考えられる。したがって、スピノザの行ったことは反応性うつ、あるいはご

く軽度の内因性うつに対する介入ということになろう。

さて、スピノザはファン・ローンに対して何を行ったのだろうか。田島[50]はこのエピソードをいち早く紹介し、スピノザは、自由連想的な会話で、抑圧されていた意味を解読する精神分析的な介入をしていたのではないかと指摘している。しかし、田島の議論には誤解がある。ファン・ローンは、自分の家族関係の隠された意味をスピノザによって読み解かれたことで、うつから回復したのではない。先の伝記を一読すれば明らかなように、スピノザが父親に関する仮説を話す前、ファン・ローンが己の感情を書くことですでにうつから回復していた。その際、スピノザが、ファン・ローンが自由に書いた記録にコメント、つまり解釈をしたとは記されていない。同様にファン・ローンが父親にまつわる感情や思いを抑圧していたとは読めない。彼は父親への憎悪や恐れを自覚しており、端的に、なぜ父親が自分たちに冷たく当たったかを理解できなかっただけである。スピノザが行ったことは、当時の父親の心理を推測し説明したのであり、抑圧や無意識などの特殊な道具だては必要ない。

改めてスピノザの行ったことを整理すると、以下の三点があげられる。一つは、ファン・ローンにとって無二の親友だったレンブラントへの敬意を表し、ファン・ローンと同じ気持ちであることを示したこと、ついで彼の話を三日間にわたって聞き続けたことである。二つ目は、ファン・ローンにすべて書くことを勧めたことである。〈すべて〉とはレンブラントの死にまつわることだけではなく、レンブラントとの関わり全体についてである。本書で先に記した伝記的事実はファン・ローンが残した『レンブラントの生涯とその時代』[9]という書物からの引用であるが、この文献自体がスピノザの勧めによって書かれたものだという。三つ目は、ファン・ローン目線ではなく、むしろ彼の父親の立場に寄り添った、父親の心情に関する仮説の提示である。具体的には、父親がファン・ローンたちに暴君のような振る舞いをしたのは、自身が恐怖と怒りにさいなまれており、それを自分の分身である子供たちに向けた可能性、さらに父親がそのような状態になったのは、祖父母から父親へと伝達されたあるいは伝達されそこなった感情、勇気と恐怖に因るのではないかという仮説である。これは、スピノザがファン・ローンに質問をして組み立てたのではない。ファン・ローンが自ら語ったことを、黙って聞いていたスピノザが慎重に考え出した点が重要である。というのも、スピノザ自身の思想に基づく誘導が生じていないことを意味するからである。

スピノザがどのような意図で以上のようなことを行ったのか定かではないが、反応性とはいえうつ状態の充分な改善と再発の防止に効果的だったのは間違いない。このスピノザの対応に、『エチカ』[49]の〝身体の変状〟〝受動的感情としての悲しみ〟に依拠した痕跡はなく、〝受動的感情について明瞭判然たる十全な観念を形成すれば受動は能動になる〟は若干関連がありそうだが、彼の対応はこの考え方以上のものがある。そもそも、ファン・ローンとのエピソードはスピノザが『エチカ』[49]の執筆を中断し、『神学・政治論』[48]を書いている時期のものだった。したがって『神学・政治論』でスピノザが用いた思考法とファン・ローンのうつの回復が関係すると考えられる。『エチカ』ではいわば理論的に治療を論じている一方で、『神学・政治論』では治療の実践面が反映されている可能性がある。この点を検討したい。

ところで『神学・政治論』は、『エチカ』の執筆中に、神学論争が政治的問題にまで発展したことから、この問題の穏当な解決を目指して執筆された。しかし、彼の意図に反し、同書は神学者からも知識人からも理解されなかった。[51・52・54]当時のオランダの社会状況やスピノザの執筆意図は、上野の著書に詳しい[51・52・54]ので本書では触れない。

Ⅲ　スピノザの方法

スピノザたちが生きていた十七世紀は、まだガレノスの四体液説が力をもっていた時代で、[25・32・33]メランコリー気質、今でいう軽症うつに対しては、食事療法や気晴らしとしての音楽鑑賞や観劇が勧められていた。[28] 一方、より重症なメランコリーに対しては、前世紀からヨーロッパ各地で設立されはじめた施設への収容、[37] 場合によっては、宗教裁判[8・32・33・37]による対処が依然として行われていたという。中井[33]によれば、当時のオランダの医学は、他のヨーロッパ諸国に比べて、一世紀近く早くガレノス的講壇医学から臨床重視の実践的な体系に変化していた。しかし、現代でもしばしばあるように、医学レベルの向上と現実の医療レベルの変化に時間差があったと推測され、この影響がどの程度まで一般市民に行きわたっていたかは不明である。したがって、実際の治療はガレノス講壇医学時代とそう違いはなかった可能性があり、当時のスピノザのアプローチが、いかに特異だったかが理解される。

さて、スピノザがファン・ローンに対して行ったことをまとめるために、まず当時のスピノザがどのような思考活動をしていたかを整理したい。

（1） 視点変換を伴った精読

読むことは、スピノザの思考において非常に重要だった。スピノザは、少年時代から聖書を繰り返し読み、律法学者を言い負かすほど理解を深め、[9・31] 成人後はタルムードやマイモニデスの著作などを何回も読んだことが記録されている。[9・31] 彼の読み方は、聖典の奇蹟譚などを否定も肯定もせず、時代的な文脈や社会状況を加味して、当時の人々が奇蹟とされる出来事をどのように体験したか、その意味を考えるという方法だった。[51・52・54] 同時代の多くの知識人のように、デカルト啓蒙主義の合理的観点から奇蹟譚を単純に迷信と退けず、かといって神学者たちのように、奇蹟を神の存在の証しや神の御業と信じ込むのでもなかった。

スピノザは、奇蹟譚に出てくる当時の人々が奇蹟を超自然的で不可思議な出来事とは捉えず、ごく自然な出来事として素直に受け取ったのだろうと考えていた。すなわち、当時、自然現象全ては神によって起きていると考えられていたはずで、ある出来事を一々特別なことと認識しなかっただろうというのがスピノザの考えだった。そして、その意味するところは、スピノザの時代の神学者たちが主張したような〝超自然現象が起きたがゆえに神の存在を証明している〟ではなく、〝目に見える異民族の神〟に比べ〝見えざる自民族の神〟が優越している、その優越性の証しと考えたのではないかと主張した。(52) このような読解や解釈は、神の超自然性や奇蹟譚の神学的意味を脱臼するものであり、スピノザと同時代の神学者たちはモーゼと律法に対して不敬な議論であると激怒し、スピノザに破門を言い渡したのだった。(51・52・54)

スピノザの読み方の特徴の一つは、彼が生きた時代の常識や主流だった学説に左右されず、まずはテクストをひたすら忠実に読み、テクストが書かれた当時の視点では書かれている内容がどのような意味をもっていたのかを丁寧に解き明かす方法だった。(31) このような読み方をしたスピノザは、膨大な著作を乱読して知識をためるのではなく、少数の書物を考えながら精読するタイプだったと思われる。実際、彼の死後、莫大な蔵書が残されていることを期待した当時の知人たちは、わずか四十冊程度しか残されていなかったことに驚いたという伝記的事実がある。(9・31)

(2) 意図に沿った再構成

破門後、時間ができたスピノザは、敬愛するデカルトの著作を繰り返し読み、デカルトに関する著作を執筆した。(31・58) この著作においても、スピノザの読解の特徴が表れている。(24) 國分はスピノザ研究で等閑視されてきた『デカルトの哲学原理』を詳細に読み解き、デカルトの著作とスピノザの同書で定義がどのように解説されているかを、一字一句、接続詞の変更などまで緻密に検討することでスピノザの方法を炙り出している。

國分によれば、同書はタイトルから想像されるようなデカルト思想の単純な紹介本ではない。かといって、デカルトの名前を借りてスピノザ自身が後に展開する思想を開陳するものでもない。(24) スピノザは、デカルトのテクストに埋もれ、曖昧になっていた命題を整理して明快にし、デカルト哲学をより首尾一貫したものになるように同書を執筆しているという。[24] それは、デカルト自身もおそらく気付いていなかった点を検討し、デカルト哲学の整合性を高めるために文章を再構成するという離れ業だった。そのためには、まずデカルトが〈本当は何を主張したかったのか〉、本人の意図を正確に理解していることが前提であり、その上で、命題の順番を入れ替え、時に省略し、文章の概略には手を付けず接続詞を微妙に変更するなどの工夫をしているという。[24]

スピノザの読解の方法の二つ目の特徴は、自分の思想を脇に置き、相手の考えをなるべく正確に理解した上で、それが十分に表現されるために、接続詞の使い方や語句の順番にまで繊細に手を加えて再構成するということになろう。[31・53]

(3) 不変項の発見

上野によれば、スピノザは、当時の神学論争で問題になった聖書の内容の真偽、すなわち真理が語られているかどうかという観点で聖書を読まなかった。[51・52・54] 彼はヘブライ語の言語使用、慣用規則、[52] 文法から、[51・52・54] 聖書に繰り返し書かれていた敬虔の条件を明確にするという方法をとった。この極めて現代的なテクスト読解は、真理が語られているかどうかとは別次元の、〃敬虔を成立させる〃不変項[51・52・54]を見出す方法だった。スピノザの考えでは、宗教は真偽を求めているのではなく敬虔さを求めているのであって、経典に書かれていることが真理に触れているかどうかより、敬虔さの成立条件を文章構造から明らかにすればよかった。[51・52・54] 実際、スピノザは、〃(聖書が語る)正しい意味は(略)言語の使用からのみ[強調筆者](略)探求すべきである〃[48] と書き記している。

このような方法論で執筆された『神学・政治論』は、当時、まだ新しすぎた。聖書は真理を語ると主張した同時代の神学者からも、聖書は迷信的であるが哲学的意味で真理があると考えた当時のデカルト主義的知識人――スピノザは彼らが味方になると考えて同書を彼らに向けて執筆していた――からも『神学・政治論』は理解されず、両陣営から批判される結果となってしまった。(51・52・54) このような、同時代において議論されていた問題より、自分が本質的と考えた事柄を優先して論じようした点も、スピノザの脱世俗的な統合失調気質者らしさといえる。

以上から、スピノザの読解方法の三つ目の特徴は、内容や意味解釈ではなく、文脈や文法構造に注目し、不変項、すなわち繰り返される言葉の使い方や特定の言い回しを見出す方法にある。

（4） 書くこと、認識すること

哲学者だったスピノザにとって、書くことと考えることが同等なのは当然だったろう。(10・19・23・30) しかし、もう一つの要素も関係したと考えられる。それは彼がマラーノの子孫だったことである。(31・58)

言語学において、どのような言語を用いるかによって思考方法や概念構成までかわること、文法構造が思考構造を規定するということは繰り返し指摘されてきた。(15・57) スペインから移住してきた改宗ユダヤ人、マラーノだったスピノザは、オランダ語よりもポルトガル語が得意であり、(31) 普段はスペイン語を話していたという。(9) しかもラテン語を学び、口伝で伝えられるタルムードを学んだということはヘブライ語も唱えることができたはずである。(9・31・58) スピノザは多重言語者で、言語使用を切り替えると思考の枠組みも変化することは、彼にとって身体感覚に近い体験だったと考えられる。

第四章で指摘したが、現在でも精神療法の一つに筆記療法があり、(43) その効果として情動的カタルシスや洞察を得ることが指摘されている。(7・42) しかし、スピノザは、ファン・ローンが書くことで感情を吐露し、単にカタルシスを得ることを期待したのではなく、彼が思考することを企図したのではないかと考えられる。(23・40)

以上のスピノザの読解方法は、おそらく彼の話の聞き方とも重なっただろう。その特徴を〈テクストを読む〉から〈話を聞く〉へずらして、彼がファン・ローンとの間で行ったことを加えてまとめると、以下の通りである。*4

（1）常識的判断に左右されず、相手の話の文脈に忠実に沿って、かつ視点を変えて聞く。

↓ ファン・ローンの話を批判せずに聞き、ファン・ローンの語った内容が、ファン・ローンの父親の視点からはどのように見えるのか変換してみせた。

（2）相手が何を言いたいのか、どのように考えているのか、その意図を十分に理解し、その考えを語句や接続詞の使い方まで繊細に配慮して本人が気付いていないであろうレベルにまで再構成する。

↓ ファン・ローンにとっての父への気持ちを、父にとっての子（ファン・ローン）への気持ちに再構成した。

（3）発言内容や言葉の意味ではなく文法構造を重視し、不変項、つまり特定の言い回しを見出す。

↓ 祖父から父、そして子へと伝わる不変項＝思いを読み解いた。

（4）書くことで思考することを促し、認識を深めさせた。

次に、スピノザの方法が私たちの臨床にどのように益するかを検討したい。

Ⅳ 臨床へ

スピノザの方法は、本邦の精神療法の碩学たちによって指摘されてきたことと相通じる部分が多い。たと

*4 スピノザがファン・ローンと長期間、交際がなかったことも、この〈治療〉がうまくいった重要な要素の一つだっただろう。日常的に顔を合わせることもなく、互いのことをよく知らない者同士が、あることがらについて一定時間かけて話し合うという構造そのものが精神療法的だった可能性がある。もしも、スピノザとファン・ローンが常日頃から親しい知人同士だったら、そこで交わされた対話は、無害な励ましなどのただの人生相談になっていたかもしれない。

えば、下坂[47]は精神療法の工夫の一つとして〝患者の話をなぞるように聞く〟と述べている。しかし、下坂は〝なぞる〟について〝学ぶとも言いかえられる〟と指摘しているのみで、具体的にどのような聞き方なのかを説明していない。[47]スピノザの、〈その時点の常識的判断を棚上げし、相手の文脈に忠実に読む（聞く）〉という方法は、この曖昧な〝なぞるように聞く〟を具体的に説明しているように思われる。さらに、相手の述べたいことを語句や接続詞まで配慮して再構成するというスピノザの方法は、〝て、に、を、は、も〟の助詞の聞き取りを重視し、[17]語られた内容より接続詞や文末表現に患者の言いたいことがひそんでいるという神田橋の指摘[18]と一致しよう。加えて神田橋は、患者の話から〝ストーリーを作り〟、患者の語りを〝再建する〟ことも指摘している。[18]また、スピノザは不変項を見つけ出すことを自らの思考方法としていたが、神田橋は患者の話の中で重要な要素は繰り返し現れ、キーワードになると述べており、ほぼ同じ発想の指摘をしている。[18]しかし、スピノザの場合に不変項は、文脈、文法構造、言い回しまでを含み、神田橋の述べた言葉や単語だけに留まらない。

症例　30歳代　女性　境界性パーソナリティー障害

見捨てられ不安が強く、逸脱行為を繰り返し仕事も手につかない状態となったことから精神科を受診するようになった患者である。

彼女は家族や現状への不安を繰り返し述べた。たとえば「姪が私と話さなくなった。将来結婚できそうもないし子供もできない。友達はどんどん結婚して取り残されている。すごく悲しい。」「おじいちゃんが病気になって心配。私もいつか死ぬ。いつも死にたい」などである。治療者は、彼女の話の前半の事実的な内容よりも、後半の自棄的で深刻な、そして心情的な部分が彼女の本当に言いたいことと判断し、後半の発言内容を繰り返して、「そのような気持ちだと辛いですね」と返答していた。ところが、その都度、苛立った様子で「違う。先生は私の話がわかっていない」と述べていた。

ある日の面接で患者は、「お父さんがすごく怖い。いつも酔っぱらって怒鳴っているし。こんな生活が続くようならお父さんに死んでほしい。私が死ねばいい」と述べた。治療者が「お父さんに死んでほしい気持ちがあるけれど、あなたも死にたくなるほど辛いのですね」といつものように後半に焦点をあてた返事をすると、彼女は「そうではない。お父さんがとにかく怖い。死にたいけど、死にたくない気持ちだってある」とこれまでと違って治療者の返答のどこが具体的に違うのかを説明した。治療者は思い違いにようやく気付き、「あなたの話を聞いていると、前半のお父さんが怖いという話よりも、後半のお父さんが死んであなたが死にたいという話の方が深刻に私には感じられたので、あなたが今ここでおっしゃりたいことは後半なのかと思っていたけれど違うのですか?」と尋ねると、「そう。とにかくお父さんが怖い。とても怖い。死にたいとか死んでほしいと、そんなに真剣に言っているつもりはない。たとえ話」と述べた。

治療者は患者の発言のうち、心情が吐露されていると思えた後半部分が彼女の言いたいことと決めつけてしまい、その部分のみを切り取った結果、患者の発言をなぞり損ねていた。また、彼女は話の前半部分で強い意味の副詞を使うことが多く、それがやや冗談めかした自己諧謔的なニュアンスがあったことから、治療者はその箇所の重要性を理解できていなかったことにも気付いた。この副詞の存在が、まさに前半部分が重要であることを示唆していたのである。

以後、先の例なら、「お父さんのことをとても怖いと思っている。そのことを思うと死にたいような気持ちになるくらいに」と前半部分に焦点を当てて再構成するようにしたところ、患者から否定されることは少なくなった。また、患者の話し方だと、患者と聞いている側で重要と感じる部分に食い違いが生まれ、患者は誤解されるのではないかと伝えると、「私の話を誰も本気で聞いてくれない。だから、たとえ話（後半部分のこと）を言うのかもしれない」と述べた。治療者は「たとえ話の方が深刻に聞こえるので、聞いている方はそちらが大事なことと勘違いするかもしれない」と指摘すると、徐々に彼女の話し方は変化した。

症例　30歳代　女性　境界性パーソナリティー障害

大学時代に対人緊張が強くなり、以後、強い見捨てられ不安、慢性的空虚感から抑うつを呈し、治療開始以後、自傷行為が頻発していた。徐々に衝動行為は収まり、比較的落ち着いて自分の苦しみについて言語化できるようになったが、彼女との面談では治療者は発言しづらかった。彼女は撞着語法的な表現が多く、「認知症のおじいちゃんのことが不安じゃないけど不安」「ゆううつだけど、ゆううつじゃない」と述べることが頻繁だった。治療者は「不安とそうでない気持ちの両方があるのですね」などと返すと「いや、不安です」と返答し、「不安なのですか」と治療者が質問すると「いや、不安というほどでもないです」と答えるため、治療者としては彼女の話にどう返事をすればいいのか困惑し、対話を続けることに疲労感を抱くようになった。また、患者の話し方は迂遠で、一つのエピソードを話し終えるのに時間を要するのも特徴だった。

ある面接中、患者が「お母さんが（お兄さんが／お父さんが／おじいちゃんが）私のことをわかってくれない」と繰り返し話したことに気が付いた。カルテを見返すと、患者はこれまでの面接でしばしば「他人に自分の気持ちをわかってもらえない」と発言していた。ここで治療者自身も自分の発言が患者にまさに〈わかってもらえない〉ことで、腰が引けて何も話せなくなっていることを自覚し、患者の辛さの一端を理解できたように感じた。治療者が「あなたが本当に辛いのは〈わかってもらえない〉ことですか」と尋ねると、患者は初めて「そうです」と素直に肯定した。

その後の話し合いで、彼女の撞着語法の理由が明らかになった。先の例でいえば「不安はあるのだが、それを抑えるようにしている」ことを相手に理解してもらうために、撞着語法的になっていたのだった。しかし、説明が不十分なことや、質問への返事が矛盾することから、家族から話の内容が理解できないという反応を引き出し、彼女は焦ってますます説明が不十分になるという悪循環に陥っていた。さらに、患者の話がくどくなるのも、自分の考えを正確に話そうとして話が枝葉末節におよび、これも家族に何を伝えたいのかわからないという反応を引き起こし、話を聞いてもらえなくなるという悪循環に嵌っていたのだった。

以上の症例で治療者は、当初、患者の話の文脈を忠実に辿り損ねていた。それは治療者自身の価値観に引きずられたり、患者の話の内容にとらわれていたりしたためだった。しかし、話の構造（前半が具体的事例、後半が一般的感情）や、繰り返される言い回し、すなわち不変項の存在に気付き、再度、患者の話を〈忠実に〉聞き直すことで、患者が本当は何を言いたいのかを再構成し、理解することができたのだった。

V　スピノザの方法と面接

本章ではスピノザの思考方法[*5]を面接の場にパラフレーズすることを試み、語りの視点変換、意図に沿った語りの再構成、不変項の発見を特徴として指摘した。[*6] このような方法で面接を行うことで、何が生じるだろうか。患者の視点の変換を促し患者の語りの再構成を行う。そして、訴えの中に不変項を見出していくことで、患者の意図に十分に沿った理解が可能になる。それは、患者本来の望み―此性―の把握を意味する。そして、対話を進めていくことで、患者の内面の動き、生き方の流れと、面接での対話の運動性が重なってい

＊5　スピノザの思考方法は同時代の哲学者たちと違っていた。[51–54] その異質さを清水は、[46] スピノザが真理より人々の至福や共同体の形成を目指した点にあると述べている。この態度は、哲学者というより治療者に近いようにも思われる。

＊6　スピノザの思考の特徴は、自我は感情をコントロールできないと考える点であり、そこがデカルトと異なる。[24・38・39・49] 感情は身体の内奥から、私たちの意向

くと考えられる。この点については、第八・九章でも論じたことである。

最後に一点だけ付け加えたい。國分は、スピノザの思想の根底にあるのは説得ではなく、一緒に試すことを誘い導くことであり、それは教育に近いと指摘している。導く者としての教師は、教え子が己の力で目標に到達した後、消滅する。[24] これは、治療者も同じである。[34] 患者が自ら思考し自らのことを理解できるようになった時、治療者もまた、患者から離れて、そっと見送ることが理想である。

と無関係に〈やって来る〉ものであり異なもの das Fremde[13] である。前章までで異なものによって、患者が此的螺旋性に回帰すると述べた。第四章では身体を異なものとしたが、ここで感情も付け加えたい。

文献

（1）Alexander, B.: Spinoza und die Psychoanalyse. Chronicum Spinozanum 5.: 96-103, 1927

（2）Beck, A.T.: Cognitive therapy and the emotional disorders International Universities Press, Boston, 1976

（3）Bernard, W.: Freud and Spinoza. Psychiatry 5: 99-108, 1946

（4）Bernard, W.: Spinoza's influence on the rise of scientific Psychiatry: A neglected chapter in the History of Psychology. Journal of the History of the Behavioral Sciences 8:208-215, 1972

（5）江口重幸「精神療法とその治療理念のクロノロジー」（『精神医学史研究』9、三四〜四二頁、二〇〇五年）

（6）Ellenberger, A.F.: œuvres 3. Fayard, Paris, 1995（中井久夫訳『エランベルジェ著作集3』みすず書房、二〇〇〇年）

（7）Frattaroli, J.: Experimental disclosure and its moderators: A Meta-Analysis. Psychological Bulletin, 132: 823-865, 2006

（8）Freud, S.: Eine Teufelsneurose im sibenzehnten Jahrhundert. GWXIII. Fishcer, Frankfurt a. M., 1988（吉田耕太郎訳「17世紀のある悪魔神経症」『フロイト全集18』岩波書店、二〇〇七年）

（9）Freudenthal, J.: Die Lebensgeschichte Spinozas in Quellenschriften, Urkunden und nichtamtlichen Nachrichten. Leipzig, Veit, 1899（渡辺義雄訳『スピノザの生涯と精神』学樹書院、一九九六年）

（10）藤山直樹「プロセスノートを書くという営み」（『精神分析研究』47、一四七〜一五二頁、二〇〇三年）

（11）Golomb, J.: Freud's Spinoza: A Reconstruction. Isr Ann Psychiatr Relat Discip.16: 275-288, 1978

（12）Hampshire, S.: Spinoza. Penguin Books, Middlesex, 1987

（13）Heidegger, M.: Gesamtausgabe 4. Vittorio Klostermann, Frankfurt a. M., 1981（濱田恂子訳『ハイデッガー全集第4巻 ヘルダーリンの詩作の解明』創元社、一九九七年）

（14）Hessing, S.: Freud et Spinoza. Revue Philosophique de la France Et de l'Etranger 167: 165－180, 1977

（15）Humboldt, W.v.: Über die Verschiedenheit des menschlichen Sprachbaues und ihren Einfluss auf die geistige Entwicklung des Menschengeschlechts. In: Wilhelm Humboldts Gesammelte Schriften 8, Behr, Berline, 1907（亀山健吉訳『言語と精神 カヴィ語研究序説』法政大学出版局、一九八四年）

（16）石井誠士『癒しの原理 ホモ・クーランスの哲学』（人文書院、一九九五年）

（17）神田橋條治『精神療法面接のコツ』（岩崎学術出版社、一九九〇年）

（18）神田橋條治『対話精神療法の初心者への手引き』（花クリニック、一九九七年）

（19）狩野力八郎「プロセスノートの書き方 どんな目的で、いつ、なにを、どのように、書くか？」（『精神分析研究』47、一四一～一四六頁、二〇〇三年）

（20）Kaplan, A.: Spinoza and Freud. Journal of the American Academy of Psychoanalysis 5: 299-326, 1977

（21）河村厚「スピノザとフロイト（Ⅰ）」（『関西大学法学論集』64、一～二七頁、二〇一四年）

（22）河村厚「スピノザとフロイト（Ⅱ）」（『関西大学法学論集』64、六六～九九頁、二〇一四年）

（23）小林秀雄「文学と自分」（『小林秀雄全作品第13集』新潮社、二〇一一年）

（24）國分功一郎『スピノザの方法』みすず書房、二〇一一年）

（25）Lepenies, W.: MELANCHOLIE UND GESELLSCHAFT. Suhrkamp, Berlin, 1969（岩田行一、小竹澄栄訳『メランコリーと社会』法政大学出版局、一九八七年）

（26）松田克進「スピノザと論理療法」（『密教文化』一八七、四四～六四頁、一九九四年）

（27）松田克進「スピノザと精神分析」（『倫理学年報』44、三五～五一頁、一九九五年）

（28）松岡浩史「メランコリーの悪魔」（『和光和光大学現代人間学部紀要』8、八五～一〇四頁、二〇一五年）

（29）森岡正芳「感情のセラピーの源泉をめぐって―スピノザの「エチカ」を手がかりに―」（『Journal of religious studies』83、六二七～六四七頁、二〇〇九年）

（30）Montaigne, M de.: Les Essais, 1. Œuvre Complètes de Michel de Montaigne 1-6, Louis Conard, Paris, 1923.（関根秀雄訳

『モンテーニュ随想録』国書刊行会、二〇一四年）
（31）Nadler, S.: SPINOZA: A LIFE. Cambridge University Press, Cambridge, 1999（有木宏二訳『スピノザ　ある哲学者の人生』人文書館、二〇一二年）
（32）中井久夫『治療文化論』（岩波書店、一九九〇年）
（33）中井久夫『西欧精神医学背景史』（みすず書房、一九九九年）
（34）成田善弘『新訂増補 精神療法の第一歩』（金剛出版、二〇〇七年）
（35）Neu, J.: Emotion, Thought and Therapy. University of California Press, Berkeley, 1977
（36）Ogilvie, B.: Spinoza dans la psychanalyse. Olivier Bloch ed. Spinoza au XXe siècle, Presses Universitaires de France, Paris, 1993, pp549-571
（37）小俣和一郎『精神医学の歴史』（レグルス文庫、二〇〇五年）
（38）大西克智「スピノザ『エチカ』における感情の治癒（1）—共通概念の射程と満足の力の支え—」（『論集』23、一八一～一九四頁、二〇〇四年）
（39）大西克智「スピノザ『エティカ』における感情の治癒（2）— 高邁の態勢（disposition）を肖像として念ずること—」（『哲学雑誌』七九二、一七一～一九一、二〇〇五年）
（40）大野晋、佐竹昭広、前田金五郎『岩波古語辞典』（岩波書店、一九七四年）
（41）Pasche, F.: Métaphysique et inconscient. Revue Française de Psychanalyse 45: 9-30, 1981
（42）Pennebaker, J.W., Beall, SK.: Confronting a traumatic event: toward an understanding of inhibition and disease. Journal of Abnormal Psychology. 95: 274-281, 1986
（43）Pennebaker, J.W.: Writing to heal. New Harbinger, Oakland, 2004（獅子見照、獅子見元太郎訳『こころのライティング』二瓶社、二〇〇七年）
（44）Rathbun, C.: On certain similarities between Spinoza and psychoanalysis. Psychoanalytic Review 21: 1-14, 1934
（45）桜井直文「スピノザのものと考えられているがスピノザのものではないものについて」（『Spinozana』13、一～一四頁、二〇一二年）
（46）清水禮子『破門の哲学』（みすず書房、一九七八年）
（47）下坂幸三『心理療法の常識』（金剛出版、一九九八年）

（48）Spinoza, B.d.: Tractatus Theologico-Politicus. 1670（畠中尚志訳『神学・政治論―聖書の批判と言論の自由―』岩波書店、一九四四年）
（49）Spinoza, B.d.:Ethica. 1677（畠中尚志訳『エチカ』岩波文庫、一九五一年）
（50）田島正樹『スピノザという暗号』（青弓社、二〇〇一年）
（51）上野修『スピノザ―「無神論者」は宗教を肯定できるか』（日本放送出版協会、二〇〇六年）
（52）上野修『デカルト、ホッブス、スピノザ　哲学する十七世紀』（講談社学術文庫、二〇一一年）
（53）上野修『哲学者たちのワンダーランド　様相の十七世紀』（講談社、二〇一四年）
（54）上野修『スピノザ『神学政治論』を読む』（ちくま学芸文庫、二〇一四年）
（55）Vermorel, H.: The presence of Spinoza in the exchanges between Sigmund Freud and Romain Rolland. Int J Psychoanal. 2009 90: 1235-1254, 2009
（56）鷲田小弥太『スピノザの方へ』（三一書房、一九八七年）
（57）Whorf, B.L.: Language, thought, and reality; selected writings Technology Press of Massachusetts Institute of Technology, Cambridge, 1956（池上嘉彦訳『言語・思考・現実』講談社学術文庫、一九九三年）
（58）Yovel, Y.: Spinoza and Other Heretics: the Adventures of Immanence, Princeton University Press, Princeton, 1989（小岸昭、E・ヨリッセン、細見和之訳『スピノザ　異端の系譜』人文書院、一九九八年）
（59）Yovel, Y.: Desire and Affect: Spinoza as Psychologist. Little Room Press, New York, 1999

第十一章　症状の構造と治癒過程　バルザック『知られざる傑作』を読む

第二章から第六章まで、主に神経症レベルの症状の回復の一因として、此的螺旋性への回帰が生じているのではないかという仮説を提示した。それでは神経症症状の構造と此的螺旋性との関係はどのように考えられるだろうか。

バルザックの短編『知られざる傑作』は、様々な読解が可能な極めて深い内容を持っている。先行研究で治療論として読み替える試みがすでにあることから、[26]この作品読解をもとにして考察を試みたい。

I　バルザックの『知られざる傑作』について

バルザックは、一つの小世界を作るように作品群を執筆し、文学という方法で、人間と社会を〝科学的に〟研究しようとした。[27]その一例が、当時の医学に影響を受けた『結婚の生理学 Physiologie du mariage』である。[28]バルザックがとりわけ狂気に強い関心を向けていたことは知られており、[11]その中でも名高い作品の一つが『知られざる傑作』である。[7]

この作品は〝芸術家による生の神秘の探求〟[7]、つまり芸術論的小説とされるのが一般的な理解である。[4・6・9・14・17・20—22・24・32・34・35・39] 作中で難解な絵画理論が語られる場面はセザンヌなど多くの芸術家たちを刺激してきた。[7・12・13・17] このため、あくまで絵画・芸術論の範疇で、精神分析の疎外概念[23]を用いた検討や、[8・9] 登場する女性との関係性などが論じられてきた。[25・29—31] またブランショの思想と絡めて、作品の完成と無を論じるという刺激的な論考もある。[5・9・15]

本章では、あくまでテクストの構造や文章に沿って考察することにする。

II　知られざる傑作　Chef-d'œuvre inconnu ——あらすじ[2]

この作品は二部に分かれる。前半は『ジレット』と題され、舞台は一六一二年十二月のパリである。貧乏で無名の若き画家プッサンが、成功した画家ポルビュス邸に入ろうとして躊躇しているところから物語は始まる。そこに奇妙な風貌の老画家フレンホーフェルが訪れ、プッサンは彼の後についてポルビュス邸に入り込む。ポルビュスはフレンホーフェルに完成した自らの作品『エジプトのマリア』を見せるが、フレンホーフェルは作品について延々と批判する。その後、付き人と勘違いされていたプッサンが画家であることが明らかになると、フレンホーフェルはプッサンにポルビュスのマリアを模写するように命じる。完成した絵にフレンホーフェルは筆を入れ、金貨二枚 deux pièces d'or で買いとるのだった。

三人はフレンホーフェル邸に移る。プッサンはフレンホーフェルの師マビューズの絵『アダム』に見とれる。ポルビュスは、フレンホーフェルに傑作と噂される『美しき諍い女 La Belle Noiseuse』を見せてほしいと頼む。しかし、フレンホーフェルは完成していないことに加え、十年もかけて描いた絵を簡単には見せるわけにいかないと断わる。

下宿に戻ったプッサンは名声や偉大さが手に入ると興奮しながら、美しい恋人ジレットに老画家のモデルになってほしいと頼む。ジレットはしぶしぶ承諾する。

後半は『カトリーヌ・レスコー』と題され、前半部の三か月後である。ポルビュスがフレンホーフェル邸を訪ねると、彼は憔悴し落ち込んだ様子で絵のモデルを見つけるために出かけるという。ポルビュスは「アジアにいったらどうですか」と助言する。そこにプッサンとジレットが訪れる。フレンホーフェルは『カトリーヌ・レスコー』とも名付けられている『美しき諍い女』が完成したら彼らに見せる代わりに、ジレットをその絵のモデルにさせてほしいと申し出る。プッサンは急にジレットをモデルにすることを後悔して躊躇するが、ポルビュスに背中を押されてジレットを差し出すのだった。

上機嫌なフレンホーフェルは二人を招き入れる。『美しき諍い女』が完成したのだ。しかし、二人は驚愕する。そこには一本の足以外は混沌とした色が塗りたくられた絵があったのだった。フレンホーフェルは二人の困惑した様子に「十年もかけて何もない。私は狂っている」と泣き出す。そして、モデルとして差し出されたことに失望したジレットはプッサンのもとから去る。後日、プッサンとポルビュスは、老画家が自分の作品をすべて焼き、自殺したことを知らされるのだった。

Ⅲ　再読

Ⅲ―1　運動／構造

物語を場面ごとに分けて検討する。前半は三人の登場人物、若きプッサン、四十歳代の中年ポルビュス、そして老フレンホーフェルを中心に展開する。ところでプッサン Poussin はひよこ、おちびちゃんという意味がある。[*1] プッサンは、冒頭、階段をのぼり monter（＝台頭する、出世する）、画家として名を成したポルビュスのところに向かう。ついでフレンホーフェルが、ポルビュスの描いたマリアの胸、肩、のどと上

＊1　現実のプッサンは一五九四年生まれなので、この作品では十八歳という設定である。

方へ指を動かして「何か欠けている」と批判するという妙に細かい描写が続く。これは〈上には何か欠けている〉ことを示唆している。さらにフレンホーフェルはプッサンに二枚の金貨を渡すのだが、この点は後述する。

この場面でプッサンは上方へ移動する。それは名をなすことへの道である。おちびちゃんのプッサンはポルビュスに弟子にしてもらうことを乞い、そうすることで画家として成功したいと考えていたのだろう。

次の場面はフレンホーフェル邸である。プッサンは階〈下 bas（se）〉の広間にいる。そして広間にあった『アダム』の絵を、フレンホーフェルはまだ欠けているものがあると評する。ところで、広間に置いてあった絵画のモチーフが、旧訳聖書の元始の人（男）アダムだったことは重要である。この場面が、作中の出来事に先行する事実を明かすことを示唆していると考えられるからである。この場面で、フレンホーフェルに師マビューズがいたこと、その師は芸術の才能は確かだが人格破綻者だったらしいことが明かされる。さらに、バルザックははっきりと書いてはいないが、師の絵に何かが欠けているのであれば、弟子のフレンホーフェルも何か欠けている可能性があることがわかる。

次が、恋人ジレットがいる下宿にプッサンが戻る場面である。ジレット Gillette の語源は盾 Gille である。[31] おちびちゃんのプッサンは自分を愛し守ってくれている盾がいるのだが、突然、それまでの場面では考えている様子を見せず、口にもしていなかった、名声、栄誉、金を得る願望をあらわにし、その盾たるジレットをフレンホーフェルに差し出そうとする。

ついで後半部である。フレンホーフェルはモデルを得られずに憔悴し hypochondre、沈み込んでいる mélancolique。そこにポルビュス、さらにプッサン、ジレットが加わり、フレンホーフェルは絵を完成する。その後、ジレットはプッサンのもとを去り、フレンホーフェルは自殺して、この物語は幕を下ろす。

この最後の場面は、記載はないがおそらく階〈下〉から始まり、最後にすべてが明かされるのは〈上〉

（岩波文庫の邦訳では「行きましょう」になっているが、原文でジレットは“Ah! Dit-elle, montons!”と述べている）での出来事である。プッサンは後悔と共にジレット＝盾を失い、フレンホーフェルは消えることになる。

III—2 フレンホーフェル——症状

フレンホーフェルは何者なのだろうか。作中では〝悪魔的 diabolique, demon〟〝精鬼 génie〟〝異様 grotesque〟〝人間性の限界を超えた au-delà des bornes de la nature humaine〟〝超自然的 surnaturel〟〝精霊 ésprit〟〝狂人 fou〟と記される。さらにフレンホーフェル Frenhofer は名前から明らかに外国人であり、プッサンが後の場面で「このドイツ兵 Lansquenet!」と罵声を浴びせることからドイツ人の可能性がある。*2 外国人 aliéné は狂気 aliéné と同じ単語であり、事実、彼は焦燥 hypochondre とうつ mélancolique に陥る。以上の記載を全体としてまとめれば、フレンホーフェルはわかりやすく狂人というより〈何か異質なもの〉である。

さて、プッサンはこの物語で頻繁に上り下りするのだが、彼は重要なシーンでは主にフレンホーフェルと下方に向かう。物語はポルビュス邸を出て階段を下りるところから本格的に動きだし、階下の広間でマビューズやジレットにまつわる出来事が起きる。つまりフレンホーフェルはプッサンと共に—降りる symptom、プッサンの症状 symptom である。*3

プッサンが抱えた神経症の症状としてのフレンホーフェルには、三つの特徴がある。

一点目は、プッサンの望むもの、芸術的本性の断片、見かけを持っていることである。最初の場面で、プッサンはフレンホーフェルの芸術的能力に感嘆しているが、それはフレンホーフェルの能力の一部、もしかすると見かけに過ぎないものである。

＊2 ディディ＝ユーベルマン[9]はこの名前のモデルをドイツ人物理学者 Joseph Frauhofer ではないかと指摘している。

＊3 フレンホーフェル Frenhofer が frénésie-offre と発音が似ていると考えると、フレンホーフェルという〈狂気—差し出す〉を意味する。[33]

二点目が、プッサンにとって、魅力的だがつまらないものを持っていることである。フレンホーフェルには師マビューズがいた。マビューズを二音節に分けると〈私の排泄物 Ma-bouse〉という意味になる。つまり、つまらない者から、つまらないモノやコトをフレンホーフェルは引き継いでいるのである。無駄な行為の一つに買い続けることがある。[26]*4 フレンホーフェルはプッサンの拙い絵、しかも自分が加筆したものをわざわざ買った。この行為は一見、若き画家を励ます施しのように思われるが、それならばプッサンの絵をそのまま買って才能を金銭的に評価し、絵が自分のものになった上で、加筆修正してプッサンを教育すればいいだろう。しかし、フレンホーフェルはプッサンの絵を勝手に加筆し、半ば自分の絵になったものをわざわざ買っている。これは奇妙な行為であり症状といっていい。また、フレンホーフェルの芸術技法は、彼が莫大な遺産をなげうって世話をしたマビューズから受け取ったものだった。これは、見方を変えれば金にものをいわせて才能を買いあげたともいえる。もう一つの愚かさ、つまらなさは饒舌さと自己顕示性である。この物語でプッサンやポルビュスが何か話したり返事をしたりすると、フレンホーフェルは一方的に延々と語り始め、対話になっていない。買い続けることも饒舌さも、極めて世俗的で自己愛的快である。

三点目は、重要なものの欠如、謎である。フレンホーフェルは師匠マビューズの絵に何か欠けているというが、その技を受け継いだ彼自身も重要な何かが欠けているであろうことに気付いていない。またフレンホーフェルは二枚の金貨をプッサンに与えるのだが、なぜ二枚なのかは謎である。ところで人は謎を前にして立ち止まる。謎の向こう側に何があるのか探求を始めるからである。

III—3　プッサン——患者

プッサンは物語冒頭で、老画家の中に芸術そのもの、芸術的な本性を見出して感激している。おそらく本来の彼は、芸術的本性を望んでいたはずである。この時点では彼にとって芸術的成功と世俗的成功は切り離

*4　ディディ＝ユーベルマン[10]はこの物語について交換という観点から論じている。

されている。このある種の純粋さが、プッサンのおちびちゃんさ、未成熟を示している。

ところが、フレンホーフェルと共に階段を〝下〟りて下宿に戻った三番目の場面で、突然彼は「偉大な人物になる」「金持ちになる」「名声」「偉大」という言葉を口にするようになる。この場面で、プッサンは己の本来の望みを見失い、混乱し始めている。愛する恋人が嫌がることを己のために強いて、彼女の愛を失ってしまう可能性も見えなくなる。ここで彼が現実検討を緩く喪失し、広い意味での神経症を発症したと考えることができるだろう。

プッサンはジレットをフレンホーフェルに差し出す段になって急に後悔し、不決断に陥る。ようやく、彼は愛を失う可能性に気付くのである。しかし、ポルビュスに背中をおされて盾＝ジレットを後悔と共に手放す。それはおちびちゃんだったプッサンが、盾に保護されない自立した大人になることを意味している。そして彼は、カトリーヌ・レスコーと出会う。中堂[31]によればカトリーヌ・レスコーは二重の意味で娼婦である。レスコーという姓は当時の読者にマノン・レスコーを想起させ、周知のとおりマノンは高級娼婦 courtisane である。また作中で、カトリーヌ・レスコーはフレンホーフェルに ma courtisane ＊5 と呼ばれている。つまりプッサンはジレットという盾を手放し、カトリーヌ・レスコーという性的に成熟した女性と出会うことになったのである。ただし、カトリーヌ・レスコーは足先 pied しか見えていない。Pied は le pied と定冠詞が付くと愉悦を意味する。また、バルザックは作中で pied を艶めかしく表現しており、〝魅惑的で生き生きとした、生々しい足 un pied délicieux, un pied viviant〟など、明らかに性的なニュアンスの描写がある。おちびちゃんだったプッサンは確かに性への一歩を踏み出した。とはいえ、まだ女性全体を理解していない[1・3・8・10]。彼はスタートラインに立ったばかりなのである。

プッサンは、盾を失ったが金も名声も得られない。代わりに自立へと向かい、性的な成熟へと踏み出す。そして症状も消失する、すなわちフレンホーフェルの自殺である。

＊5　岩波文庫の邦訳にはこの語があるが（一七八頁）、Guise版の本文では削除されている[16]。中堂[31]参照。

III—4 ポルビュス——治療者

ポルビュスは、作中、おおよそ三つのことしかしていない。フレンホーフェル邸から出た際、プッサンに「仕事をしなさい Travaillez!」と言ったこと、憔悴し落胆しているフレンホーフェルに「アジアに行きなさい Va en Asie」と言ったこと、最後にジレットをフレンホーフェルに渡すか躊躇するプッサンの背中を押したことである。

プッサンを患者、フレンホーフェルが症状だとするなら、常にプッサンと行動しているポルビュスは治療者と考えるのが妥当だろう。マッソル[26]もポルビュスをこの物語構造の中ではカウンセラーの位置にあると述べている。

患者プッサンにポルビュスは「仕事をしなさい」と述べた。物語ではフレンホーフェルに影響され過ぎるなという意味だが、文字通り捉えれば、日常生活で働くことこそが重要だという指摘になる。日常から遊離した生活は何をすればいいのか〈戸惑う perdre pied〉[18]だけであり、治療者としては常識的介入をしたといえる。

また、フレンホーフェルがうつや焦燥に陥った時、ポルビュスは Va en Asie と命令形で語った。これは発音上、Va! En asile 行け！ 入院！ とも聞こえる。ここではフレンホーフェルへの呼びかけだが、治療者ポルビュスは必要なら緊急的医療介入も行うのである。

最後がジレットを手放すことの助言である。この助言で、女性と対等な関係を結べず、自己中心的に利用することしかできなかったプッサンは、誰かに依存することのない男性へと変化した。必要な瞬間に言葉を用いて治療的介入を行ったといえよう。

ところでポルビュス Porbus という名前は何を意味しているであろうか。M・セールは明言せずにポリュペモス Poluphêmos の名をだしているが、[36] ギリシャ神話でポリュペモスは二人いる。セールが触れているのは『オデュッセイア』で〝誰でもない ūtis, οὖτις〟と関わるポリュペモスである。一方、セールが触れていないのが『アルゴナウティカ』のポリュペモスである。『アウゴナウティカ』のポリュペモスは、ミュシアでヘラクレスとともに誤って置き去りにされてしまう。彼は行方不明になったヘラクレスの従者を、ヘラクレスと共に探して船に乗り遅れてしまったのだった。つまり、己のことを後回しにして他者を援助した者だった。それはまさに治療者に必要な資質である。このことは、ポリュペモスの名を刻印しているポルビュスが治療者の位置にあることの証左になるであろう。

III—5　二枚の金貨とカトリーヌ・レスコー——芸術的本性とプッサンが得たかったもの

この物語の不可思議な点に触れたい。バルザックはフレンホーフェルがプッサンに金貨を渡した際、わざわざ二枚の金貨 deux pièces d'or と記しているが、なぜ二枚なのだろうか。若干の言葉遊びをお許しいただきたい。

もしドイツ人のフレンホーフェルが、年下の相手に呼びかけるとすれば、Du である。そして pièces は音として、描く puises（puiser の変化）、d'or は、外 dehors とも聞こえる。つまり、フレンホーフェルはプッサンに、二枚の金貨から、以下の言い回し figure をメッセージとして送ったのである。〈Du puises（目的語なし）en dehors お前は（　）を外部にくみ出せ、取り出せ〉。では、目的語は何で、何を取り出すのか。

ここでいったん議論を保留し、『カトリーヌ・レスコー』、『美しき諍い女』の意味を検討する。*6 セールは、『生成』[36] で『美しき諍い女 La Belle Noiseuse』[36—38] は海のどよめき la mer noiseuse を意味し、la noise、つまり喧噪や怒り、雑音につながると指摘している。ここで、セールが軽く触れつつ深く論じていない、la noise が la nausée 吐き気、不快、不機嫌と同じ語源である点に注目したい。La noise が la nausée と関連があるとす

＊6　カトリーヌ・レスコーの足先だけがキャンパスに描かれていたことが初めて描写された箇所は、ils apercurent dans un coin de la toile le bout d'un pied と表現されていた。ところで、この絵で欠けていて見えないのは un pied より〈上〉だった。〈下〉＝落ちるが症状ならば、欠けている〈上〉は症

れば、『美しき諍い女 La Belle Noisese』から〈見事な苦痛、不快 La Belle Nausée〉を連想することが可能である。

カトリーヌ・レスコーは絵画像 figure としては、色 couleur（中堂[31]によれば、couleur には隠すの意味をもっていた）で塗りつぶされ、最後はフレンホーフェルによって緑の布で完全に隠された。しかし、La Belle Noiseuse から〈見事な苦悩、不快 La Belle Nausée〉という文彩・言い回し figure は連想可能であり、この言い回しは物語の冒頭から変形して〈そこにあった〉、あらわなままだった。そして、これこそが先の文章で欠けていた目的語であろう。

フレンホーフェルからプッサンがそれと知らずに渡されていたもの、あるいはプッサンが得たかったもの、芸術的本性は何か。

それは〈お前は、美しささえ感じさせる見事なまでの（お前の）苦悩を、外にくみ出せ（そして、それを描け）〉である。

Ⅳ　神経症状の成立と治療過程としての『知られざる傑作』

本章で述べた『知られざる傑作』の治療過程をまとめたい（図4）。

当初、素朴な愛の中で芸術的本性を得るという生き方を志向してポルビュスに近づき、ついでフレンホーフェルに惹かれたプッサンは、その出会いの後に、本来の彼の望みと異なる世俗的成功に取りつかれる。それは魅力的ではあるが、本来の彼にとっては無価値なものだった。さらにプッサンはフレンホーフェルから二枚の金貨を渡されるが、そのメッセージはプッサンには一つの謎であり、彼はその意味を理解していなかった。なぜならメッセージ自体に欠如があったからである。こうしてプッサンは、本当に得たいものの断

状ではない。先の文章を体に見立てると、カトリーヌ・レスコーは頭 la tête と体 un corps が欠けている。文章で un pied より〈上〉あるいは先にあるのは、« LA TOILE LE BOUT » d'un pied［大文字強調筆者］である。頭 la tête と同じ女性名詞の la toile はキャンバスという意味だが、La, toi! つまり〈そこの、お前!〉と発音が似ている。さらに体 un corps にあたるのは、un corps と同じ男性名詞 le bout (de) である。Le bout (de) は la boue 辱め、悲惨を想起させる。

以上から、この絵画に欠けている〈上〉にあるもの、症状でないものは、〈そこの、お前！ 悲惨だろう?〉という呼びかけである。マビューズは享楽的に生き、フレンホーフェルは財産家で画業でも成功し、尊大さの中で絵画技術を究めた。マビューズとフレンホーフェルたちが気づかなかった、欠けた〈上〉にあるもの、症状を回避する契機になりえたものは、人生における苦痛だったのである。以上は本文の議論を補完する。

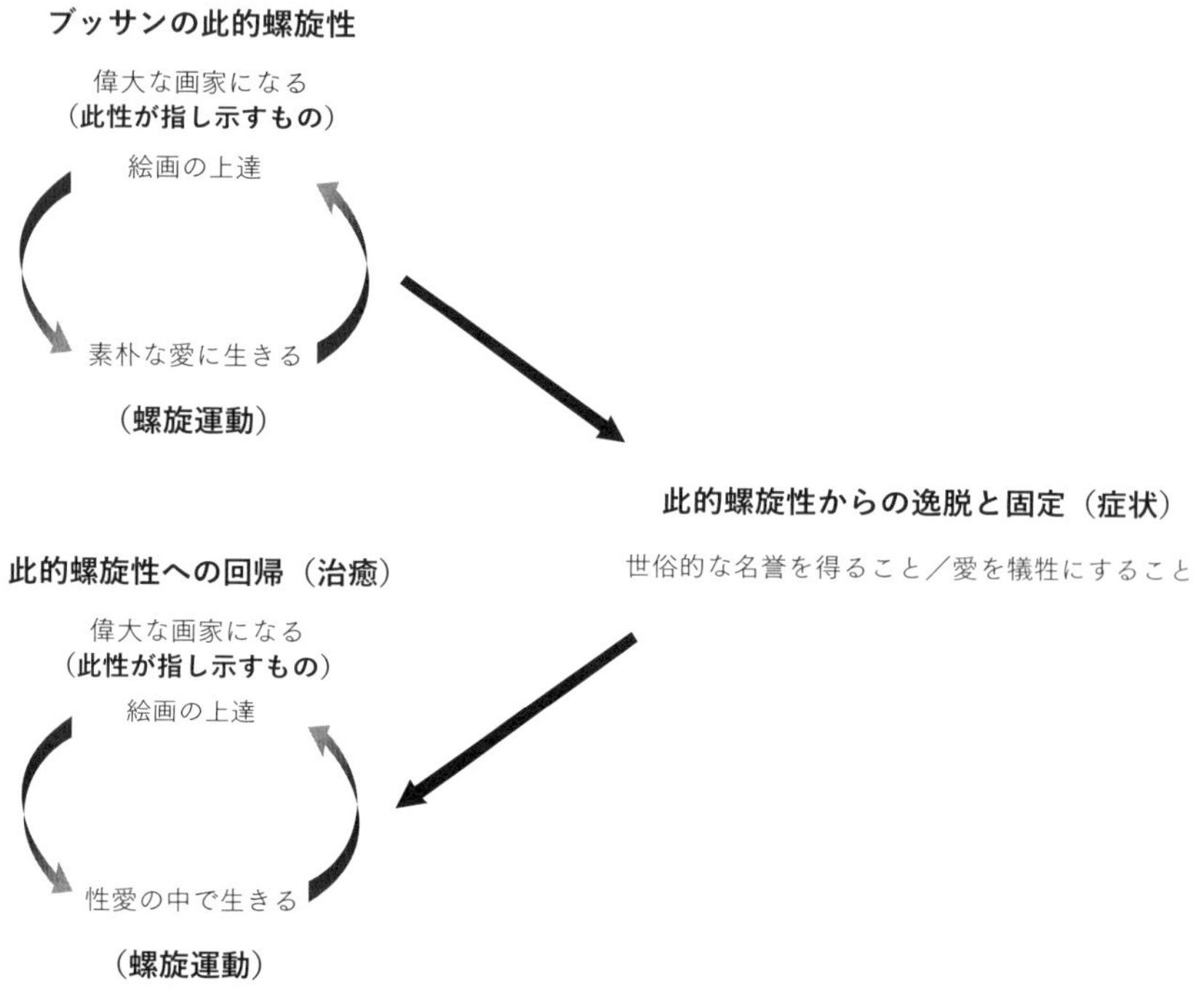

図４　『知られざる傑作』と〈治癒〉

片、見かけに惹きつけられ、魅力的だが無価値なものを摑まされ、自身の此性から逸れてしまう。のみならず、謎に引き留められ、その謎の探求で彼の生は停止する、つまり螺旋性の運動性が固定し、連続性を失って、不自由さにからめとられてしまう。これが神経症症状の成立機序と考えられる。

一方、治療者ポルビュスが常にプッサンに寄り添い、時に彼の背中を押すことで、プッサンは『美しき諍い女 La Belle Noiseuse』を見て voir、〈見事な苦しみ La Belle Nausée〉を知る voir ことになり、また、保護してくれるものを失うことを受け入れ、男性としての成熟を得たのだった。

人生のどこかで必ず直面させられるはずの苦しみは、症状であるフレンホーフェルにとって欠如であり、彼はそれを見ないように行為していた。『美しき諍い女 La Belle Noiseuse』＝〈見事な苦しみ La Belle Nausée〉はまともに描かれず、布で隠されていた。さらに、フレンホーフェルは己の絵に、『美しき諍い女』と『カトリーヌ・レスコー』とわざわざ二つ名前をつけているが、それは〈見事な不快 La Belle Nausée〉を見ない／聞かないようにするためだったのであろう。また、フレンホーフェルが苦しむことがあったとしても、それはせいぜい「うまく描けない」という芸術の領域に限られていた。つまり、神経症の症状とは、生きることで直面するべき苦悩を見ない、あるいは苦悩を表面的で軽微なものにずらす構造をもっているということになろう。

プッサンは、本来の彼らしさ、望みである芸術的本性、此性に立ち返った。同時に、人生の苦しみから逃げずにそれを描き続けること、さらに男性としての成熟へと踏み出す生の流動的螺旋運動を再開させた。こうして彼の症状は消えたのだった。

V　此的螺旋性と『知られざる傑作』

此性あるいは此性が指し示すものは深層に隠れていない。それは患者の位置にあったプッサンの目の前に最初からあった。それは実臨床でも同じである。患者が治療当初から述べていたことや振る舞いなどから治療者には見える／知られる voir が、患者には見えていない／わかっていない性質をもつ。カール・ヤスパースは〝深み Tief は表面 Oberflachlich にある〟[19] と指摘しているが、私たち治療者はこの文章を念頭におきながら面接にのぞむ必要があるだろう。

文献

（1）AE-YOUNG, C.: Une lecture textanalytique du Chef-d'œuvre inconnu de Balzac. Gradiva 1: 15-27, 2008
（2）Balzac, H.d.: Le Chef-d'œuvre inconnu. La Comédie humaine X, Gallimard, Paris, 1979, pp411-438
（3）Baron, A.M.: Balzac ou les hiéroglyphes de l'imaginaire. Honoré Champion, Paris, 2002
（4）Béguin, A.: Balzac lu et relu. Seuil, Paris, 1965
（5）Blanchot, M.: L'entretien infini. Gallimard, Paris, 1969
（6）Bongiorni, K.: Balzac, Frenhofer, le Chef-D'œuvre Inconnu: Ut Poesis Pictura. Mosaic 33:87-99, 2000
（7）Crutius, E.R.: Balzac. Cohen, Bonn, 1923（大矢タカヤス監修、小竹澄栄訳『バルザック論』みすず書房、一九九〇年）
（8）Damisch, H.: Fenêtre jaune cadmium ou les dessous de la peinture. Seuil, Paris, 1984
（9）Didi-Huberman, G.: La peinture incarnée. Minuit, Paris, 1985
（10）Didi-Huberman, G.: Devant l'image. Minuit, Paris, 1990（江澤健一郎訳『イメージの前で』法政学術出版、二〇一二年）
（11）Felman, S.: La Folie et la chose littéraire. Seuil, Paris, 1978（「狂気と言説のエコノミー――「名高きゴザティール」」土田和則訳『狂気と文学的事象』水声社、一九七〜二一八頁、一九九三年）
（12）Gasquet, J.:Cèzanne. Belles Lettres, Paris, 2002（與謝野文子訳『セザンヌ』岩波書店、二〇〇九年）
（13）Gilot, F., Lake, C.: Life with Picasso, McGraw-Hill, New York, 1964（瀬木慎一訳『ピカソとの生活』新潮社、一九六五年）
（14）Goetz, A.: Frenhofer et les maître d'autrefois. L'Année balzacienne 71-73, 1994
（15）郷原佳以「ブランショは何を見ていたか、あるいは、カトリーヌ・レスコーの足」（『d/SIGN』5、七四〜七七頁、二〇〇三年）
（16）Guise, R.: "Histoire du texte" In Balzac, La Comédie humaine, Pléiade, tome X, Gallimard, 1979, pp1401-1402
（17）石井晴一『バルザックの世界』（第三文明社、一九九九年）
（18）Jaspers, K.: Allgemaine Psychopathologie. Vierte Auflage. Sptinger, Berlin, Heidelberg, 1946（内村祐之、西丸四方、島崎敏樹、岡田啓蔵訳『精神病理学総論』上中下巻、岩波書店、一九五六年）

(19) Jaspers, K.: Philosophische Autobiographie. In Hrsg. Schilpp, PA. Karl Jaspers. Kohlhammers, Stuttgart, 1957, S1-79（重田英世訳『哲学的自伝』理想社、一九六五年）
(20) 柏木隆雄「変貌するテクスト―「知られざる傑作」を読む」（『ユリイカ』26、一一六～一二五頁、一九九四年）
(21) Kashiwagi, T.: Catherine Lescault, qui est-ce? -Le Chef-d'œuvre inconnu, roman d'amour ou roman de peinture?-（2）（『待兼山論叢』27、一～一八頁、一九九三年）
(22) Kashiwagi, T.: Le Chef-d'œuvre inconnu, roman d'amour ou roman de peinture? In Equinoxe, 11, numéro spécial "Balzac" édité par T. Kashiwagi, à paraître, Rinsen-books, Kyoto, 1994
(23) Lacan, J.: Ecrits, Seuil, Paris, 1966（宮本忠雄、竹内廸也、高橋徹、佐々木孝次訳『エクリI』弘文堂、一九七二年）
(24) Laubiret, P.: Le Chef-d'œuvre inconnu de Balzac. Didier, Paris, 1961
(25) Marin, L.: « Des noms et des corps dans la peinture: Marginalia au Chef-d'œuvre inconnu » in Autour du Chef-d'œuvre inconnu. Ecole Nationale Supérieure des Arts Décoratifs 1985
(26) Massol, C.: L'artiste ou l'imposture : le secret du Chef-d'œuvre inconnu de Balzac. Romantisme 54: 44-57, 1986
(27) 松村博史「暴かれた傑作」（『仏文研究』23、四五～六三頁、一九九二年）
(28) 松村博史「「結婚の生理学」の教えるもの―夫婦生活と病理学―」（『日本バルザック研究会：バルザック』駿河台出版、二七一～二八四頁、一九九九年）
(29) 村田京子「バルザックにおける「深淵」、「狂人」、「学者」の寓意」（『仏文研究』15、七一～九九頁、一九八五年）
(30) 村田京子「寓意としての「娼婦」―「知らざれる傑作」を中心に―」（『日本バルザック研究会：バルザック』駿河台出版、一一五～一三〇頁、一九九九年）
(31) 中堂恒朗「バルザック「知らざれる傑作」についての一考察」（女子大学外国文学編『女子大文学　外国文学篇』41、八一～一〇四頁、一九八九年）
(32) Née, P.: Le chef-d'œuvre trop connu（Frenhofer et nous）. Le Genre humain 47: 57-76, 2008
(33) 大槻鉄男、佐々木康之、多田道太郎、西川長夫、山田稔、天野均編『クラウン仏和辞典』（三省堂、一九八九年）
(34) Rougé, D.: Synergies Pologne 8: 13-20, 2011
(35) 沢崎浩平「「知られざる傑作」に関する一考察：バルザックにおける芸術理論の形成」（『成城文藝』42、三二～四六頁、一九六六年）

（36）Serres, M.: Genèse. Grasset, Paris, 1982（及川馥訳『生成』法政大学出版局、一九八三年）
（37）Serres, M.: Les Cinq Sens. Grasset, Paris, 1985（米山親能訳『五感』法政大学出版局、一九九一年）
（38）Seeres, M.: L'Hermaphrodite. Flammarion, Paris, 1987（及川馥訳『両性具有』法政大学出版局、一九九六年）
（39）渡辺一夫『渡辺一夫著作集8』（筑摩書房、三〇三〜三一二頁、一九七一年）

第十二章　精神科臨床の倫理

ソフォクレス『オイディプス王』と『アンティゴネー』を読む

科学としての医学は、可能な限り単純化された条件下、つまり交絡因子を出来る限り排除し、再現可能性を目指して行われる行為の結果の蓄積からなる。一方、実践としての医療は、複数の要因が絡み合い、その結果は経験則として語ることは出来ても、その語りを再現可能な集積とすることはかなり難しい。ところで現在の医療は、多数症例を統計解析し、診断方法や治療方法について多くのデータを集め、それらを参照しながら治療者と患者が話し合いつつ治療を進めることが理想とされる。[4] かつては個別性の高さが重視されていた精神医療でもこのような考え方はもはや当然のこととなった。一方、この方法は、多数症例から得たデータと目前の患者個人の問題との間で齟齬をきたすことがあり、統計ですくいきれない一回性の医師患者関係の中で起きる感情的な問題などには力不足なこともある。[9] 加えてより重要なのが、責任の問題である。それはクレーム対策やリスク・マネージメントといった法的責任のことだけを指すのではない。

本章では、責任を論じる際によく参照されるレヴィナスの[6]議論を補助線とし、臨床における責任を考えたい。題材はエディプス物語の中で重要な登場人物の一人であるクレオンである。

I 『オイディプス王』と『アンティゴネー』におけるクレオン[10・11]

『オイディプス王』と『アンティゴネー』は別の時期に書かれたものだが、物語としてはつながっている。この二つを一つの物語とみなし、オイディプス王の義弟クレオンの生き方を検討したい。

まず『オイディプス王』である。クレオンは、災厄にみまわれているテーバイを救う方法が、先王ライオスの殺人者を罰することであるという神託をオイディプスに告げるシーンで登場する。次いで彼が姿を現すのは、預言者テレイシアスがオイディプスこそライオスの殺人者であると述べ、この預言にクレオンが関わっていると疑ったオイディプスが激怒しながら彼をよびつけるシーンである。このシーンで、オイディプスは自分の地位を脅かすつもりかとクレオンを詰問する。するとクレオンは以下のように反論する。

「(王の義弟である) 今のわたしはあなたから、何の心配もすることなしに、どんなことでもかなえられる身。これがもし、みずからが王として支配しているのであったら、嫌なこともいろいろと、しなければならぬことであろう (略) 何をこのんで、気苦労のいらぬ地位と権力よりも、王位を得ることのほうに、心を動かすわけがあろうか」。[11]

つまりクレオンは現在の地位で十分であり、もっとも責任を負わなくてはならない王位を欲しいとは思わないと明言する。彼は責任をとらされること、責任を背負うことを拒否する。その後は、よく知られている通り、『オイディプス王』は悲劇的な終幕に至る。

ところが『オイディプス王』の後日談となる『アンティゴネー』では、オイディプス王なき後、クレオンはテーバイの王になっている。台詞から明らかになるのは、オイディプスの二人の息子たち、エテオクレスとポリュネイケスが後継争いで互いに刺し違えて戦死したことで、オイディプス王の弟であるクレオンに王位がまわったということである。さて、後継戦争が終わり、エテオクレスとポリュネイケス二人の死骸の扱いについて、クレオンはある布令を出す。それは、エテオクレスの死骸は墓を築いて弔うが、テーバイを攻めた側にまわったポリュネイケスの死骸はそのまま放置するというものだった。

クレオンは「国の上下を統べるに際して最善の策を用い（略）自分の祖国に替えて、身内をそれよりも大切にするのも、まったく取るに足らない人間（のすること）」[10]であると語り、私の事情よりも公、つまり国の統治を優先すると宣言する。

二人の妹であるアンティゴネーはクレオンの布令に猛然と反抗する。無断でポリュネイケスの亡骸に土をかけたことで、アンティゴネーはクレオンの前に引き立てられる。アンティゴネーはクレオンに訴えかける。

「お布令を出したのは、ゼウスさまではないし（略）正義の女神が（略）おたてになったわけでもありません。またあなたのお布令に、そんな力があるとも思えませんでしたもの。書き記されていなくてもゆるぎない神さま方がお定めの掟を、人間の身で破りすてができようとも」[10]

彼女は自分の行為の方が神の真意に沿っており、クレオンの出した布令は人間のつくり出したものに過ぎないと反論する。

二人の議論は平行線を辿り、アンティゴネーは洞窟に生きたまま閉じ込められる。アンティゴネーの許婚だった息子ハイモンがアンティゴネーの訴えについて忠告しても、クレオンは耳を貸そうともしない。ところが、預言者テレイシアスがこのままでは災いがおきるとクレオンに告げると、クレオンは突然翻意し、アンティゴネーを許すことに決める。しかし、時は既に遅く、アンティゴネーは自ら首をくくっており、その足元にはクレオンの息子ハイモンが自害し横たわっていた。そして、息子の自害の報を受けたクレオンの妻エウリュディケーもまた自ら命を絶ったのだった。

II クレオンとアンティゴネーと応答可能性

『アンティゴネー』は、対話が成立しなかった二人の人物の悲劇を描いている。クレオンは統治者として命じた布令に基づいてアンティゴネーに話しかける。しかしアンティゴネーは神の正義に基づいて返事をする。二人の議論は最後までかみ合わない。この対立を人の掟と神の掟とするのが古典的な議論であるが、(5)本書ではそのような視点をとらない。

『アンティゴネー』の冒頭でクレオンは以下のように述べる。

「国の統治に必要なのは何か（が重要である）」
「国の敵には徹底した罰を与える」
「国が支配者を選べば、ことの大小を問わず、また正しかろうとなかろうと、これに服従するのが当然」
「服従を知るものこそ（略）欲すれば立派な統治者とも被治者にもな（る。略）秩序を守らぬよりひどい悪はないのだ」(10)

これらの発言にクレオン個人の価値観や判断、考えを見出すことはできない。あくまで国、統治、服従、秩序、法という抽象的で一般的な概念の組み合わせでしかない。クレオンは自分自身の考えとして、ものを語らない。それは自分の主張に責任がまとわりつくのを避ける語りでもある。彼は、いわば責任を統治という行為そのもの、あるいは王という地位に押し付ける。〈国を統治するものならば、このように行う〉という論法は、統治者が交代しても有効であり、統治者個人が誰かは問われない。責任を負わない彼の語法は、あくまで主語が〝統治者たるもの〟である。そして責任をとらないクレオンに、他者との応答可能性が開かれない。なぜなら、責任をとらないクレオンの応答は機械的な繰り返しになるからである。

〈統治者はこう行う〉
〈統治者ならばこう行うだろう〉
〈統治者たるものこう行うべきである〉

逆に、応答可能性のないところに責任も生じない。クレオンはまともにアンティゴネーに取り合わない。そのため、クレオンは簡単に前言を翻すことさえする。テレイシアスにやや恫喝めいた預言を聞かされたクレオンは、即座にアンティゴネーを許す。アンティゴネーが己の生命までかけたことが簡単に覆されるのである。

一方、アンティゴネーは徹底的に〈私はこう考える〉〈私は、私の責任のもとで、このように判断し、このように考える〉と突き付ける。アンティゴネーは「この定まりはいつでも、いつまでも生きているもので、いつできたのか知っている人さえありません。それに対して私が一体誰の思惑でも怖がって、神さま方の前へ出て、責を負う気をもてましょう」[10]と述べる。彼女はクレオンの布令よりも神の掟に従うことが優先するという趣旨のことを、妹イスメネ、クレオンとの会話で語っているが、彼女がこの物語の中で繰り返して主張しているのは神の掟や法より、敬うべき兄弟をまともに葬らずに放置することの辛さと、それが実現しないなら死ぬことの方が辛くないという彼女自身の価値観や考えである。[10]アンティゴネーは神の掟に従うべきという論理でクレオンに話しかけるが、おそらくそれは彼女の真意ではない。というのも、彼女は神の裁きを恐れていないからである。彼女がもし神の掟だけを理由に埋葬を要求するとすれば、神罰について触れるはずである。しかし、劇中、アンティゴネーはそのような発言をしない。彼女は命を賭して、自分の考えを主張し続ける。

応答可能性と責任の不在の中で、クレオンとアンティゴネーの対話は不毛なものになる。劇中、クレオンはアンティゴネーの悲しみや怒りに触れようともしない。ただ布令に従えと要求する。その結果、クレオンはアンティゴネーの悲しみを癒すことができない。それどころか閉じ込められた墓の中で悲しみにくれるアンティゴネーは、ついに自殺に至ってしまうのだった。

Ⅲ　臨床における責任と応答可能性

レヴィナスは他者に〝応じる répondre à, réponse ことは責任を負うことである resposabilité〟と主張した。(6) 他者からの挨拶に応じただけでも、相手に全責任を負わなくてはならない。この極めて峻厳な倫理の根底には、レヴィナスの民族的出自や時代背景から理解される、ある民族と国家との関係の存在が指摘されている(7)が、私がここで論じたい倫理は、あくまでも精神科臨床現場のそれである。レヴィナスのいう、他者へと応答することで他者に対し責任を負うことを臨床に移しかえれば、患者に応じる、語りかけることで、患者に対し責任を負うということになる。また、『アンティゴネー』で指摘した、他者に責任を負うことで応答可能性が開かれることは、治療者として責任を負うことを覚悟した時に、はじめて患者との十全な対話が可能になるということを意味する。

以上は、医師患者関係が準委任契約行為であること、あるいはリスクを背負う覚悟のない医師は信用されない、信用されない者は誰からも内面は明かされないことの言い換えのようにみえるが、もちろんそのような外形的な点に留まるものではない。ここで論じたいのは、明文化され、何等かの形で数値化され評価判断できるような、いわゆる計量可能な法[3]とは別の倫理である。

応答する répondre はフランス古語では respondre と s が挿入され、[8] その語源となるラテン語では respondēre[2] (respondĕre)[8] と表記されていた。この語は、本来、約束をし返す re-spondēre という意味だった。[2・8] 応答可能性は、本来は、約束をし返すことができるという意味であり、法的なものとは異なる責任の在り方が示されている。すなわち、受動性の中で他者の到来を、臨床実践にパラフレーズするなら、患者の受診を待ち、他者すなわち患者へ約束をし返すことである。また、約束は、約束する者とされる者が必要になる。〈このまぎれもない私〉がある他者と約束するのである。さらに約束は守らなければならないという責任が要請される。応答可能性=責任という等式が、ここでまた現れる。語源的に、約束する promettre は、前に―差し出す pro-mettre であり、約束は未来に開かれている。[1] 誰も過去のことを約束しない。ハンナ・アーレントは人間の活動が予測不可能に満ちている中で、救済となるのが約束であると指摘した。[1] 約束することで、何かが未来においてピン留めされる。言い換えるならば、現在から未来への流れが、様々な可能性をもち予測不可能で無限にありえる流れから、ある一つの流れに収束する。さらに責任は未来に向かって続く性質をもっている。約束を交わした関係は維持されなくてはならない。要するに、約束によって私という主体が明確になり、不確実さがなくなり、約束した者とされた者との関係の継続が担保されるのである。

また応答に含まれる約束が、約束〈し返す〉という点も重要である。このことを臨床現場に落とし込むと、治療者が患者の訪れを待つことが、応答可能性の中で治療者が約束し返すことに該当する。つまり、患者の〈私を治して下さい〉という呼びかけに対して、〈あなたを治す努力をします〉という約束の〈し返し〉=応答である。しかし、先に約束がなければ約束の〈し返し〉はできない。つまり、患者は治療者のもとに訪れる前に、すでに潜在的に治療者に約束していることになる。それは〈治療のために、私はあなたに協力し努力します〉という約束である。

互いに約束した治療関係では、約束を守るという倫理が要請される。それは、治療者は患者に対し治すために最善を尽くすこと、つまり治療の方向性を明らかにして関係を維持する責任を抱えるということであり、患者もまた同様に協力し続けて、関係を維持する責任をもつということである。一方、もし責任を持たない、つまり応答可能性を治療者が持たなければ、約束のし返しが生じず、関係維持への努力はないがしろにされる。責任を持たない治療者は、患者と対話することそのものが出来ないということになる。

Ⅳ　再びアンティゴネーとクレオンのほうへ

もともと重責を担うことを嫌がっていたクレオンは、統治者として、個人の意思を超えた一般化・普遍化された統治術（＝布令）に依拠し、〈王であるこの私は、このような判断をした〉と応じて、アンティゴネーとまともに対話しなかった。クレオンは自身で考え、判断するのではなく、おそらく王族であれば帝王学として伝えられているはずの一般化、普遍化された統治術（＝布令）の中にある一つの選択肢を選んで、それをアンティゴネーに差し出しただけだった。選ぶことも主体性の発露の一つであるが、クレオンの場合、個人として考えて判断し選んだのではなく、ある条件下ならばこの法が適当と計算式のように導き出す語法に基づいている。

一方、アンティゴネーは、極めて個人的な〈私の悲しみ〉〈私の考え〉をクレオンに伝えようとする。しかし、責任をもたないクレオンは応答する者でありえず、対話は不可能である。アンティゴネーは、布令を撤回する約束をしてくれれば、私は死んでもよいとクレオンに約束し返そうとする。しかし、クレオンは自身の考えを曖昧にしたまま、機械のように導出された法を差し出すのみで、約束も、約束のし返しもしない。約束のし返しをせずに、単に法を差し出すクレオンは、アンティゴネーにとってやはり応答しない者である。痛ましいことにアンティゴネーの約束の仕返しは虚空に宙吊りになる。応答可能性は両者に開かれない。

クレオンとアンティゴネーの関係を臨床での関係に移し変えると、[*1] 悲しみに耐える patience アンティゴネーを患者 patient とすれば、クレオンは治療者のポジションにあたる。責任を回避し、応答可能性を閉じた治療者は、その関係性の中で患者にどのような運命を辿らせるのか。言い換えれば、何の約束のし返しもなく、したがって未来の展望も保証されない中で、患者はどうするのか。それはアンティゴネーが証明している。

彼女の悲しみは癒されない。おそらく、未来を保証されない以上、まさに洞窟に閉じ込められたかのように悲しみは出口なしの状況に放置される。そして出口のない悲しみの解決は自死しかなかろう。

V 精神科臨床における責任——応答可能性—治癒可能性

人の悲しみを癒すものは一般的、普遍的なものではない。責任を持つ者、それゆえに応答可能性を持つ者との対話こそが重要である。クレオンは、責任を回避しアンティゴネーと応答し損ねた。また、応答し損ねたがゆえに責任をもった行動をなし得なかった。その結果、クレオンはアンティゴネーの悲しみを癒し損ねる。繰り返しになるが、応答とは〈約束のし返し〉であり、約束は〈ほかでもないこの私〉の出現と約束を守るという倫理を要請し、約束することは〈この私〉と〈あなた〉との関係が未来に開かれ、持続していくことを保証する。

改めてこのことを精神科臨床に引きつけてまとめるならば、クレオンとアンティゴネーとの間に生じた事

＊1 本章ではクレオンの言動を〈私と地位〉という対立項で議論を進めているつもりはない。なぜならば、ある地位についているものが私を出さないことは政治においては重要なことだからである。私を丸出しにした権力者のことを独裁者と呼ぶ。したがって、クレオンは統治者としてはある意味公平であるといえるかもしれない。とはいえ、地位と私の葛藤の中で対話することは可能であり、それこそが統治者の倫理的態度であろう。つまり、もしクレオンが〝王として、しかしクレオンとして〟という葛藤を、アンティゴネーに率直にあらわにしながら接していれば、結末は全く別のものになったと考えられる。

これを医療関係に置き換えれば、医師という患者に権力を行使する地位や専門性と同時に、私として判断することの葛藤をそのまま伝えることになるだろう。たとえば、「双極性うつには抗うつ薬を使わないことが良い結果を出すという evidence があるので使いま

態は、責任回避―応答不能―治癒不能という連関である。一方、それをちょうど反転したものが臨床に求められる倫理である。すなわち、責任の引き受け―応答可能性―約束のし返し―治癒可能性である。治療者の存在意義が患者を癒すことであるならば、治療者は計算可能な法[3]に基づく責任とは別の責任のありかた、精神科臨床の倫理に自覚的である必要があろう。

せん」ではなく、「そのような evidence がありますが、あなたの経過や病像を考えると、私の判断としては抗うつ薬を用いたいと思いますが、どうですか」といった態度になるだろう。これは精神科医療だけに限らず、ほかに適応外処方の問題などがあげられる。この点は、自治医科大学加藤敏名誉教授からの、クレオンの（背景にある）法も大事ではないかというご指摘から気づかされた問題である。加藤先生に深謝申し上げたい。

文献

（1）Arendt, H.: The Human Condition. University of Chicago Press, Chicago, 1958（志水速雄『人間の条件』ちくま学術文庫、一九九四年）
（2）Bloch, O., von Wartburg, W.: DICTIONNAIRE ÉTYMOLOGIQUE DE LA LANGUE FRANÇAISE. Press Universitaires de France, Paris, 1950
（3）Derrida, J.: Force de loi – Le "Fondement mystique de l'autorité", Galilée, Paris, 1994（堅田研一訳『法の力』法政大学出版局、一九九九年）
（4）樋口輝彦「EBM-薬物選択アルゴリズムの意義と役割」（『精神科治療学』16、二二一～二二八頁、二〇〇一年）
（5）Lévinas, E.:Totalité et Infini: essai sur l'extériorité, Poche, Paris, 1961（熊野純彦訳『全体性と無限』岩波書店、二〇〇五年）
（6）Lévinas, E.: Éthique et Infini. Poche, Paris, 1984（西山雄二訳『倫理と無限』ちくま学芸文庫、二〇一〇年）
（7）Rey, A., Tomi, M., Hordé, T. et al.: DICTIONNAIRE HISTORIQUE DE LA LANGUE FRANÇAISE. Robert, Paris, 1992
（8）中安信夫「EBM（統計証拠）／アルゴリズム（フローチャート）vs. 経験証拠／治療適応―治療方針の選択に際しての臨床医の決断」（『精神科治療学』16、二二九～二三五頁、二〇〇一年）

（9）ソポクレース（呉茂一訳）『アンティゴネー』（岩波書店、一九六一年）
（10）ソポクレース（藤沢令夫訳）『オイディプス王』（岩波書店、一九六七年）
（11）鈴木国文「EBM／アルゴリズム／背景と諸問題」（『精神科治療学』16、二三七〜二四三頁、二〇〇一年）

最終章

本書の冒頭で述べたが、日本の精神科医は、我が国特有の保険診療のもと、たとえわずかな時間であっても、患者と面接をしている以上、言葉による治療を行っていると私は考えている。では、一体、私たちは面接の場で何をし、どのように患者の治癒に関わっているのか。本書で探りたかったのは、この二点だった。冒頭で此性から此的螺旋性への展開をやや詳しく説明したが、本書を通じて〈諦め〉と〈考える〉ことの重要性も明らかになった。この点も踏まえ、本書の議論を改めてまとめたい。

I　此的螺旋性と症状

私たちには、他者とは異なる何かがある。その何かをスコトゥスは此性 haecceitas とし、この概念は、個別化原理として論じられている。本書では此性を、あたかもコンパスの針がある方向を指し示すように、その人の本来のありようや望みを示すもの——ただし把握できるのは、その一部に過ぎない——と読みかえた。[*1] 加えて此性は隠れたものでなく、常にすでに治療者の目の前にあると考えた。たとえば、面接の最初から話

*1 〈その人らしさ〉である此性が〈本来の生き方〉を指し示すのならば、どのようにして此性から本人のありようへ到達すればいいのかについて、本書では論じることができなかった。この点については、カール・ヤスパースの精神療法観がヒントになると考えている。機会があれば論じたい。

題として触れられていたり、本人の行動として治療者には観察できていたり、患者の家族の歴史の中に刻み込まれたりしている。

そして、患者はその方向性、此性に沿って学ぶこと、愛すること、働くこと、何かを産み出すことなどを通じて、己を変化させていく。さらに、その変化は螺旋 helice 状に運動している。螺旋は上からみると円を描き、同じことを繰り返しているように見える。しかし、横からみると高さが変化している。それも単なる上昇下降ではなく、斜めに緩やかに連続的に変化する。私が臨床現場で実感していたのは、一見同じことを繰り返しつつも、緩やかに確実に患者が変化していることだった。したがって螺旋運動こそ、治療や治癒を考える上で必要な動きだと考えたのだった。本書では、此性という方向性と、その都度のありようや生き方の螺旋変化をまとめて、此的螺旋性 haeliceitas と造語した。

では、症状とは何か。全てとはいわないが、私が患者にみたのは、此性から逸脱して生き方の方向性にぶれが生じ、かつ患者の現在の生き方、ありよう、状態が固定して流動性や連続性を失っている状態だった。つまり、此性からの逸脱と螺旋運動の停滞が神経症の症状と考えられる。ただし、これが精神的不調の原因なのか結果なのかはわからない。私が求めていることは、患者が自由を得て通常の生活に戻ることであって、原因を追究することではない。そして、そのような状態への対処方法が治療論になる。

II　治療技法

普段の精神科面接で私たちは、日常会話とは異なる対話(3)をしているからこそ、面接を治療と名乗る権利を有する。そこでは主に支持的精神療法が行われているが、本書では、これまで論じられてきた助言や励まし(1・4)以外の技法について検討したので、改めて本節でまとめる。

患者の話を聞くには適切な心理的距離が必要になる。距離が近すぎると、患者が治療者に過度に依存的になったり、患者を傷つけたりする可能性がある。距離が遠すぎては信頼関係を結べない。そのためには、適度に相手の心情を理解するという態度が必要になる。一方、相手の語りから意図を察知し、心情を理解すること、すなわち〈あなたの言っていることはわかった〉と伝えることは、時として〈言いたいことはわかったので、それ以上発言しなくてもいい〉という意味や〈あなたの内面は私に理解可能な程度である〉というメッセージを送ってしまうことがありえる。このようなことを避けるには、そう簡単には〈わからない〉ことが重要である。治療者と患者は他人なのであり、両者の考えや感じていることには必ず裂開があり、ずれがあることが当然と治療者は考えるようにする。とはいえ同じ方向を向いていること、たとえば社会復帰して仕事をするのか、あるいは福祉制度を使って生きていくのかなどの具体的な目標が概ね一致していることも念頭に置く。二人の間で共有するものがありつつ、同時に様々な点で差異があることを前提とし、互いにわかることよりもわからないこと、特に治療者は未知なものと戯れるように考える瞬間があることに留意する。このような特殊な関係性が〈友愛〉である（第七章）。差異があることを前提にするとは、患者の他者性を意識することであり、患者が己の力で生きるべき存在であること、すなわち患者の自律性の尊重につながる（第七章）。

また患者の話を聞く際には、患者の語りを視点変換したり、患者の意図に沿うように話を再構成したり、患者の語りの中に常に現れる言い回しや単語などの不変項を発見して、患者の語りをより精密に理解するように努める。この理解の先に、私たちは患者の此性を見出すことになる（第十章）。

また、面談の中で、患者の人物像や語りの内容、つまり Corpus を暫定的につくり上げ、患者がどのような状況にあるかを具体的に把握し、治療者は Corpus を更新していくように面接を続ける（第八章）。更新は、対話で徐々に明かされる事実の集積で起きることもあるし（第八章）、治療者が視点を変えたり話を再構成することから生まれることもある（第十章）。Corpus の更新は治療者に様々な情動を喚起し、これが更新を進めていく原動力になる。同時に、面接自体の動きも、単純に一方向に進むのではなく、螺旋運動を呈することになる（第七・八章）。対話、更新の運動は、此性の方向に沿うことが重要だが、対話の中の不変項から此性の指す方向が明らかになることがあるし（第十章）、先に述べた通り、此性の示す患者の望むありようは治療初期にすでに語られていたり観察されていたりしていることが多いので、適宜、初診から数回のカルテ記載に立ち返る必要もある。そして面接の中で、治療者と患者は、一つ一つの課題についてどうすればいいか共に考える。考えるとは、治療者という他者、患者にとっては自身の身体や感情という己でコントロールできないもの、つまり異なもの das Fremde を通じて行われる作業である（第四・十章）。治療者は、患者の内面を理解できないが故に、真剣な賭けとしか表現できない患者の内面についての思考、それに基づく仮説を伝え、患者はそれを時に無視し、時に反論し、時に盗み、自身も考えていく（第七章）。

このような対話が進むにつれて、やがて、逸れていた患者の生き方が、これまでの方向性を諦めるとともに本来の方向性に回帰し、語りのリズムにより（第九章）、停滞していた患者のありようが運動性を取り戻していく。しかし、このような出来事はいつ起きるのかわからない。治療者はそれを約束し、答えられることには言葉で答え、言語化できないことには患者を拒否せずに迎え入れることで応答し、責任を果たすことになる（第十一章）。

症例　30歳代　女性　適応障害、自閉性スペクトラム障害

学生時代に、ある国に長期留学をしたが、その国を選んだ理由は特になく、「流れでそうなった」のだという。本音と建て前の異なる日本と違って、何ごとも本音でコミュニケートするその国で、初めて居心地の良さを患者は感じたという。帰国後、外国人学生相手の日本語学校の教員として就職した。し

かし、雑務が多く、様々な国籍の学生や事務員がいる学校の雰囲気にもなじめなくなっていった。本人は自覚していなかったが、帰国してから徐々に再び身に付き始めた日本の常識と、学生たちのそれがかけ離れていることに不満を抱いているようだった。そうしているうちに抑うつ、不眠が強まり、治療者のもとに受診するようになったのだった。

受診目的は抑うつと不眠の解消だったが向精神薬の内服は拒否した。通常の保険診療外来だったことから、一人あたり長くて十分程度が限界で、外来でできること、できないことを明確にして面接を続けることにした。時に治療者の意見を伝えることはあったが、たいてい受け入れられなかったため、本人の努力を評価するに留めた。一方、患者は体調に無頓着に思われたことから、率直に入室時の顔色、様子、態度などを話題にした。患者にはアトピー性皮膚炎の合併があり、負荷がかかると皮膚に軽度の湿疹がでるのだが、それだけでなく声の大きさや整容の具合もわかりやすいほどに変化した。

彼女は、当初、職場の不満を繰り返し訴えていたが、そのうち、最初の面談の段階ですでに語られていた、仕事のストレスで生理が滞ること、育児をする自信がもてないので子供をつくれないことが面接の主な話題になった。以後の彼女の話題は、時に仕事の不満に触れつつ、夫が生活全般に協力的でないこと、子供がほしいことを行ったり来たりしていた。話を聞きながら、仕事を辞めるのがいいのではないかと思いつつ、そのようなありきたりな解決を彼女から言い出さない以上、何か理由があるのだろうと考えていた。案の定、彼女は、経済的問題で仕事を簡単に辞められないこと、夫婦間での仕事に対する価値観の違いがあること、子供に対する考え方の相違、不満はあるが仕事で自己実現できている面もあることを語るようになった。治療者の患者像は、不平だけ吐き出して解決に向かって動かない女性から、種々の事情で身動きが取れなくなっている女性に変化していった。

治療者の方から言及していた体調について、徐々に彼女の方から先に話すようになった。それは生理の話題につながった。そして「仕事を辞めた方がいいかもしれない」と口にするようになった。同時に「悩みを話すと、みんな、仕事を辞めろと言うばかりだった。そんなことは私だってわかっていた」と語った。彼女から言い出した退職に賛意を示すと「先生はなぜそのことをおっしゃらないのか不思議だった」と述べた。そこからは進展がはやく——といっても一年以上かかったが——彼女は淡々と退職準備、再就職先などを検討し始めた。子供がほしいという話はどうなったかを尋ねると「夫と相談した。妊活して育児がひと段落したら仕事を再開することになった」と笑顔で答えた。

退職後、これまで見せたことのない笑顔で「仕事を辞めてよかった。なぜ早く辞めなかったのだろう。妊娠するにも年齢のことがあるし」と語り、気分は安定しているとのことだった。念のための経過観察を二年行ったが特に変化もなく終診となった。初診から約五年たっていた。

初診時からすでに語られていた彼女の此性が示す望み、〈子をなす〉から彼女は逸れて、もっぱら職場での人間関係を良好にする方向に逸れ、彼女の生き方は、仕事を続ける／辞めるの循環で停滞し、それまでの彼女の人生と連続性を失った。私が行ったことは、彼女を迎え入れ、彼女の悩みそのものには明確な答えを持てないまま、彼女にとっては些細なことらしい身体性について話題にする面接を続けたことだった。それは〈か・身・交う〉こと、つまり身体という心にとっての異物を経て、改めて自身について深く考えることにつながっただろう（第四章）。また振り返ってみると、アトピー性皮膚炎の話題を積極的にしていたことは、私も気がつかずに治療の当初から彼女の身体の問題に触れていたことになる。もちろん、このような展開になることを予測していたわけではない。その時の私も、彼女と同じく未知のまま、彼女の此性が指し示す生殖の問題に、身体性を挟んで関わっていた、私なりに考えていた——〈か・身・交う〉ことをしていた——といえるかもしれない。そして治療者の身体性の注目を彼女が〈盗み〉、そのことで彼女の生は、いったん仕事を〈諦め〉、子をなすことと、新たに仕事を始めて自己実現していくという螺旋運動を再開した。

とはいえ、私は彼女の此性を把握できておらず、面接の話題はもっぱら仕事のことばかりで、最初の一〜二年の外来はいつもの話の繰り返しで運動性を欠いていた。その点で、この回復はほとんど彼女が一人で成し遂げたのであり、私はせいぜい面接自体にあるべき螺旋運動を取り戻し、彼女の此的螺旋性の回帰の触媒になった程度なのだろう。

Ⅲ　方法としての病誌

本書では、私が臨床で考えてきた精神療法の基盤について病誌を用いて検討した。最後に病誌を方法に選んだ理由を述べたい。

一点は私が経験した個別具体的な症例だけでは観察と考察が可能な時間軸が短すぎるからである。*2 よく考えれば理解されることだが、精神科医がある患者の全経過を詳しく知ることは理論的には不可能である。たとえば統合失調症の場合、多くは二十歳代で発症し、以後は慢性的に経過する。若い医師がある患者の発症から担当したとして、そのますべての経過を追うことは、患者と共に人生を過ごすことを意味する。したがって、ある疾患に罹患していると考えられる人物の全人生を精神科医が多面的に知ることができる方法は、患者の治療や経過を提示した症例報告ではなく病誌しかない。(2) そして本書で述べた私の治療に関する考えは、患者の生き方にも関わることで、長い時間軸での観察や考察が必要だった。仮説自体は臨床現場で考えてきたものだが、それを実際の症例で提示すると各章で紹介したような逸話としてしか表現できず、十全な議論を行うためには病誌という方法を用いるしかなかった。

*2　それ以外に、症例報告の倫理的問題が、近年、議論されてきている。

もう一点は、既存の精神療法論を混交しないように考えたかったからである。精神療法を論じる際に、精神分析の影響から逃がれるのは大変に難しい。精神分析以外の精神療法は、精神分析に対して批判的な理論であっても、どこか精神分析の刺激を受けていると思われる。[*3] しかし、第十章でも指摘したが、治すという行為は、精神分析理論が構築される以前から、長い歴史の中で行われてきたはずである。そこで、精神分析やその影響を受けた精神療法の知を通していない人物の生き方を観察するしかないと考えたのである。[*4]

最後は、個人的なことになるが、妻と訪れた鎌倉のある寺での出来事である。どういういきさつでそうなったのか覚えていないのだが、そこのご僧侶と立ち話になった。かねてから疑問だった、鎌倉になぜ寺が多いかを質問した。すると、「鎌倉武士たちは、戦場に向かう時、生きて帰ってくるのは無理だろうと考えていた。しかし武士といえども本当は怖い。中には、震えて馬に乗ることさえかなわなくなった者もいた。そういう時、いかに自身の心を平静にするか、その訓練が禅だった。だから禅寺が多い」と教えてくださった。そして、「みなさんがお考えになる仏様頼りなどとは違う」と笑いながらおっしゃった。私が「恐怖を克服するということか」と問うと、ご僧侶は「克服とは違う」とお答えになった。私は森田療法のことを思い浮かべ、つまらないことを質問したと恥じていると、ご僧侶は「出陣前に僧侶は説法をしたが、利益や功徳についてではなかった」とも教えてくださった。それを聞いて、なるほど、私たちの歴史の中に様々な治療のヒントが埋もれているに違いないと考えるに至ったのである。

さて、歴史の中から治療のヒントを拾い出したとする。そこから新しい治療法のアイデアを得て、その先駆者や開発者として臨床に貢献するのも一つかもしれない。しかし、私がしたかったこと、考えたかったことは、次々と新しい理論や技法が生まれている精神療法のリストをさらに長くすることではなかった。私たち治療者が、普段、何気なく行っていることの輪郭をもう少しはっきりとさせることだった。そして、それに適しているのは、物事を深く考え、あるいは観察し、さらに言語化に長けた、病んだ経験のある思想家や

＊3　もちろん本書の議論も、精神分析の強力な磁場から抜けきれていないのは言うまでもない。

＊4　先にヴェーベルンはアドラーの治療を受けたことに触れた。アドラーは治療終結後のヴェーベルンのことをおそらく知らない。もし、うつから回復した後のヴェーベルンの人生を知ることができたら、アドラーはどう考えただろうか。ヴェーベルンのうつは、アドラーが理論的に重視していた兄弟関係や身体的劣等感と、ほぼ無縁だった。

芸術家たちの生き方や思索から着想を得ることであり、それが可能なのは、病誌だったのである。

病誌は、決して精神科医の趣味などではない。

私が本書で述べたかったもう一つの〈仮説〉である。

文献

（1）青木省三、塚本千秋編『心理療法のおける支持』（日本評論社、二〇〇五年）

（2）Jaspers, K.: Allgemaine Psychopathologie. Vierte Auflage. Sptinger, Berlin, Heidelberg, 1946（内村祐之、西丸四方、島崎敏樹、岡田啓蔵訳『精神病理学総論』上中下巻、岩波書店、一九五六年）

（3）Monk, G., Winslade, J.: When Stories Clash: Addressing Conflict with Narrative Mediation. TAOS, Ohio, 2013（池田真依子訳『話がこじれたときの会話術』北大路書房、二〇一四年）

（4）Winston, A., Rosenthal, R.N., Pinsker, H.: Introduction to Supportive Psychotherapy. American Psychiatric Publication. Washington D.C., 2004（山藤菜穂子、佐々木千恵訳『支持的精神療法入門』星和書店、二〇〇九年）

さいごに

私の一貫した関心は、患者さんがどうして治るのかである（治せるかではない）。三十代までは何々療法を勉強してはうまくいかず、何とか療法に手を出しては失敗ということを繰り返していた。そのころの私は、医師になって二十年もすれば自信をもって堂々と診療できるようになると信じていた。しかし、約三十年たった今になってもそうならないし、今後、そうなる気配がない。とはいえ、今、あるいはこれからお会いするだろう患者さんたちには、私が真剣に面接に臨んでいることだけは信じていただきたい。

本書は一編を除き日本病跡学会誌で発表した論文を基に構成したが、病誌としては変則的な論述である。なので、本書の論考を典型的〈病跡学〉論文とお考えなさらないようにご注意いただきたい。そもそも私の精神科医歴がオーセンティックではない。精神科病院に勤務したのは二年弱で、あとは総合病院一人医長だった。そのために重症患者さんの治療をほとんど経験していないという職業的劣等感を抱えている。一方、総合病院で事例化するような、複雑な環境で対応に困る患者さん、人間関係を壊し続ける患者さん、最後まで診断不明だった患者さんなど、精神科の周縁はそれなりに経験してきたつもりである。本書は、このような中で、あれこれ考えつつ面接をしている者がいたという記録として読んでいただければと思う。

あるいは、お一人だけでもいい、本書から盗みたいと思っていただける何かを一つでも見つけていただけたら、あるいは日々の臨床の刺激になったと少しでもお感じいただければ、私にとってこれ以上ない幸せである。

しかし、本書はほぼ神経症圏しか扱っておらず、精神病圏にまで射程を伸ばさなければ精神科臨床の書籍として不十分かもしれない。この点は、今後の課題にしたい。

ところで副題のカズイスチカ（casistica）は、症例報告のラテン語訳で、私が敬愛する森鷗外の短編の題名から拝借した。私は本書を、病誌的な症例報告集と考えている。そのような意図である。

感謝申し上げたい方は多くいらっしゃる。

私が精神科医としてなんとか働けるようになったのは、研修医時代に臨床と研究でご支援を賜った鈴木利人先生（順天堂大学名誉教授・順天堂大学越谷病院院長）、特に臨床面では堀孝文先生（茨城県立こころの医療センター院長）、精神療法については山口直美先生（つくば木の花クリニック院長）に育てていただいたおかげである。心残りなのは、鈴木先生に申し訳ないことに、研究者としてものにならなかったことである。他にもお世話になった教官の先生方が大勢いらっしゃるが、全員のお名前をあげさせていただくと医局名簿になりそうなので、お三方を代表とさせていただきたい。

また、研修医時代の諸先輩方、太刀川弘和先生（筑波大学医学医療系災害・地域支援精神医学教授）、石川正憲先生（目白大学社会福祉学教授）、小林純先生（つくば木の花クリニック）、岩切雅彦先生（石崎病院院長）には毎晩のように飲みに連れて行っていただいた。そして、精神的に幼い私に、人生（と女性との付きあい方）や臨床の極意を伝授してくださった。

さらに私のような者が大学で職を得られたのは朝田隆先生（筑波大学名誉教授）のお導きであり、また先生からは大学でどのように働けばいいかを学ばせていただいた。そしてある事情でくすぶっていた私を、新井哲明先生（筑波大学医学医療系精神神経科教授）が拾ってくださった。この御恩は忘れられない。新井先生は、我が筑波大学精神神経科教室の誇りとなる多くの業績をお作りになっただけでなく、今、これまでにない新しい教室運営をなさっていらっしゃる、私の理想のリーダー像である。

病誌では、震えながら初めて発表した演題をお褒めくださった内海健先生（東京芸術大学名誉教授）と加藤敏先生（自治医科大学名誉教授）のお名前をあげさせていただきたい。お二人とも覚えていらっしゃらないと思うが、私はお声がけいただいた場所とおおよその時間まで鮮明に覚えている。

そして発表前にいつもこぼしていた泣き言や愚痴を辛抱強く聞いてくださった小畠秀吾先生（国際福祉大学教授）にも感謝したい。

また、筑波大学出版会の藤田さんと鈴木さんのお力がなければ、本書はまとまりのない内容になったのは確実であり、お二人にも感謝したい。

しかし、もっとも謝意を伝えたいのは家族である。

私を〈二度〉生んでくれた母、自由に学ばせてくれた父、助言をくれる姉のような妹、そしてわがままな私をうまくコントロールしてくれている妻と生き甲斐を与えてくれている子供達に。

初出

序、第一章　書き下ろし
第二章　佐藤晋爾「分裂病質者にとっての平静な生き方―アントン・フォン・ヴェーベルンの病跡―」（『日本病跡学雑誌』第75号、七六～八七頁、二〇〇八年）
第三章　佐藤晋爾「さまよえるスイス人―オネゲル」（『日本病跡学会誌』第97巻、一九～二九頁、二〇一九年）
第四章　佐藤晋爾「読むこと、書くこと、出来事：ジョー・ブスケ」（『日本病跡学雑誌』第95巻、二一～三二頁二〇一八年）
第五章　佐藤晋爾「傷と haecceitas ―三代目澤村田之助」（『日本病跡学雑誌』第90巻、八一～九一頁、二〇一五年）
第六章　佐藤晋爾「Goethe にとっての女神 Salus: Christiane Vulpius 」（『精神神経学雑誌』第１２２巻、二五～三三頁、二〇二〇年）
第七章　佐藤晋爾「臨床における対話Ⅰ―ブランショの「対話（entretien）」概念から―」（『日本病跡学雑誌』第87巻、五一～六二頁、二〇一四年）
第八章　佐藤晋爾「臨床における対話Ⅱ―「間 entre」にあるものは何か―」（『日本病跡学雑誌』第90巻、六八～八〇頁、二〇一五年）
第九章　佐藤晋爾「精神科面接におけるリズムとタクト―ルイ＝ルネ・デ・フォレの「おしゃべり」読解を通じて」（『日本病跡学雑誌』第１０１巻、五二～六三頁、二〇二一年）
第十章　佐藤晋爾「Homo curans としてのスピノザ：精神療法の水準点」（『日本病跡学雑誌』第96巻、三七～四九頁、二〇一八年）
第十一章　佐藤晋爾「C／P臨床と病跡学の調和」（『日本病跡学雑誌』第１００巻、四一～五一頁、二〇二〇年）
第十二章　佐藤晋爾「臨床における責任と応答可能性」（『日本病跡学雑誌』第83巻、三七～四四頁、二〇一二年）
最終章　書き下ろし

【著者紹介】

佐藤晋爾（さとう・しんじ）

筑波大学医学医療系・筑波大学附属病院・茨城県地域臨床教育センター精神科教授。一九七〇年生まれ。宮城県生まれの東京育ち。筑波大学医学専門学群卒業後、同大学附属病院精神科、同大学医学医療系精神医学講師、埼玉県立大学保健医療福祉学科精神科准教授などを経て現職。主に総合病院精神科に勤務し、専門はリエゾン精神医学、精神病理学、病跡学。

病誌から考える精神科面接
studia patho-graphica et casistica

二〇二四年十二月二十四日初版発行

著　者　佐藤晋爾

発行所　筑波大学出版会
〒三〇五―八五七七
茨城県つくば市天王台一―一―一
電話（〇二九）八五三―二〇五〇
https://www.press.tsukuba.ac.jp/

発売所　丸善出版株式会社
〒一〇一―〇〇五一
東京都千代田区神田神保町二―一七
電話（〇三）三五一二―三二五六
https://www.maruzen-publishing.co.jp/

編集・制作協力　丸善プラネット株式会社

印刷・製本／富士美術印刷株式会社

ISBN 978-4-904074-84-8　C3011